男性不育诊治札记

（第 2 版）

李宏军　著

中国协和医科大学出版社

图书在版编目（CIP）数据

男性不育诊治札记／李宏军著. —2 版. —北京：中国协和医科大学出版社，2016.6

ISBN 978-7-5679-0590-0

Ⅰ. ①男… Ⅱ. ①李… Ⅲ. ①男性不育-诊疗 Ⅳ. ①R698

中国版本图书馆 CIP 数据核字（2016）第 139093 号

男性不育诊治札记（第 2 版）

著　　者：李宏军
责任编辑：孙阳鹏

出版发行　中国协和医科大学出版社
　　　　　（北京市东城区东单三条 9 号　邮编 100730　电话 010-65260431）
网　　址：www. pumcp. com
经　　销：新华书店总店北京发行所
印　　刷：涿州市汇美亿浓印刷有限公司

开　　本：710mm×1000mm　　1/16
印　　张：15.25
字　　数：220 千字
版　　次：2016 年 6 月第 2 版
印　　次：2022 年 4 月第 2 次印刷
定　　价：42.00 元

ISBN 978-7-5679-0590-0

1 版序：关注生殖健康

人类得以生存繁衍的基础是生殖，人类健康的核心和社会文明进步的标志是生殖健康。因此在 1988 年，世界卫生组织（WHO）提出了生殖健康概念，即与生殖相关的机体的结构、功能和行为过程中的生理、心理和社会的完满和谐的良好状态，认为生殖健康和生殖健康保健服务是人类社会文明进步的必然要求和趋势。国家计生委提出，要在 2010 年前实现育龄夫妇享有初级或基本的生殖健康保健服务目标。21 世纪我们迎来了"生殖健康世纪"。

生殖健康是关系到社会发展和种族延续的大问题，人人享有生育后代和接受生殖健康保健的权利，而性与生育功能不和谐给患者的家庭和社会带来了难以想象的不良影响。由于科学技术的发展水平以及社会、经济等因素的制约，人类对生殖活动和生育奥妙的认识还远没有达到得心应手和随心所愿的程度，即使对那些已经揭示的生命现象和现代生殖健康技术也还没有达到普及的程度。因此，持续开展性和生育知识的普及工作，推行科学的性行为和生育技术，使全社会都真正认识到，和谐的性生活和生育功能不仅关系到自己的切身利益问题，也是关系到子孙后代健康幸福和民族昌盛的大问题。我国城乡居民对孕产期、婴幼儿期、青春期、性与生殖等方面保健的需求非常巨大，其中最关注性功能与生育问题。

在这种历史背景下，为了满足人群日益增长的生殖保健需求，全国各地纷纷采取种类繁多的形式宣传生殖健康和生育知识，本着"一切以患者为中心"和"以人为本"的服务原则，提供相应的全方位服务。与此同时，专业人员对性功能障碍和生育常识的认识也迅速深化，在基础研究与临床应用方面取得了突破性的进展，并已经使许多生殖方面存在障碍的人们获益。生殖医学与生殖健康已经成为多学科相互渗透的边缘性学科，受到广泛的重视。

我的学生李宏军博士编写的这本科普丛书的出版发行，将对普及我国性与生育知识起到很大的推动作用。该书图文并茂、语言生动、深入浅出、雅俗共赏，相关知识覆盖面广，适合于男女不育患者和关注男性生殖健康的读者参阅，也可以为生殖医学工作者和诊治不育症的临床医生工作参考，是科学普及的优秀读物，值得向广大读者推荐。

北京大学北大医院男科中心教授

中国工程院院士

男性不育诊治札记

再版前言

自《男性不育诊治札记》出版发行以来，已经历 5 年多，在此期间得到了读者广泛关注和好评。许多患者从其中获取了他们急需的宝贵知识和诊疗指导，同时在我的门诊中时常有患者拿着它前来求治，其影响力可想而知。尤其让我感到欣慰的是，它还得到了广大专业医生的认同与喜爱。但是，在这个信息爆炸的时代，男性不育的新信息每日剧增，成为新时代的重要特征，人们更加关注生殖奥秘和自身繁衍，人文关怀的需求与日俱增，医学模式也在转变，原版书的知识结构已经明显陈旧，难以胜任了解前沿科技的重任，对临床工作的指导与参考价值也大打折扣。2016 年，我国正式放开了保持多年的严格限制生育的计划生育政策，全面实行二胎政策，这让许多家庭萌发了极大的再生育热情，同时也带来了许多新问题，例如老龄生育困难、子代健康发育问题等。为此，征得出版社的同意和支持，重新进行全面修订，对原版书中存在的问题和不尽如人意之处加以大幅度修正。新版书的编排不仅在科学性上进一步完善，更加偏重实用性和可读性，删减了原书中冗长的关联知识，增加了广为读者喜欢的实用及可操作的指导。

期望本书的再版能够满足公众、不育患者以及专业人员对男性不育相关知识的多角度需求。更加期望读者会一如既往地关注本书，不断提出宝贵意见，我会一直努力不断完善自己，以便于后续的再版修订。

2016 年 3 月

1版前言

　　生物因具有繁殖自身的能力而使其种系得以延续，生殖的重要性不言而喻。人类的生殖现象由于雌雄异体而变得更加复杂和深奥，生殖现象的诸多环节仍然让人迷惑不解。尽管医学工作者和研究人员进行了不懈的艰苦努力与探索，诊治不孕不育的新技术不断涌现，但仍然有许多夫妻没有实现其为人父母和延续后代的愿望，男性因素不容忽视。

　　据世界卫生组织估计，目前世界上有8000多万对不育夫妇，每年约有200万对新的不育夫妇，而且这个数字仍然呈现不断增加的趋势，其中男性的病因大约占一半。除了精子数量和质量下降等原因外，还有许多不明原因。实际上，真正能够发现病因的男性不育者仅占约1/4，而3/4的男性仅仅单纯表现为精液质量异常，甚至没有任何异常所见。而男性不育的治疗方法让人眼花缭乱，却缺乏系统和规范化，疗效难以令人满意。

　　我国的计划生育政策包含两个层面的含义，即对那些能够生育的夫妇采取措施控制生育，而对那些不能生育的夫妇则应该在合理的治疗后获得生育能力。对于后者来说，能否顺利实现生育子女的目的，与婚姻、家庭和生理功能等都有密切联系。虽说"不孝有三，无后为大"的旧传统观念早已成为历史，但是如果从孩子是"爱情的结晶"和"密切夫妻感情的纽带"这个角度出发，能生育一个健康、聪明、活泼的宝宝则是每一对育龄夫妇的心愿。然而并非全部夫妇的心愿都能够顺利实现。不育问题已经成为影响男女婚姻和家庭的世界性问题，并给公共卫生资源带来巨大负担。

　　男性生殖健康的重要性和严峻性是由男性在生殖、家庭和社会中所担任的重要角色所决定的。男性必须每天生产上亿个健康精子和具有正常的性功能才能完成繁衍生命的使命；男性是保护后代正常成长的主力军；男性是社会的主要劳动力，尤其是在具有较高危险性的职业中。但是男性的生活质量比女性低，平均睡眠时间少、饮食次数少、参加体育运动时间少、接受健康体检次数少；男性在经济、心理和社会等诸多方面所承受的压力大，使男性的自杀成功率高、疾病死亡率高、平均寿命短；男性在生育方面所面对的形势也十分严峻，近半个世纪以来出现了世界范围内的精子数量下降，不育症的发生率也有增加的趋势。

我国的城乡居民对孕产期、婴幼儿期、青春期、性与生殖等方面保健的需求非常巨大，其中最关注性与生殖健康，而男性又远多于女性。各地为了满足人群日益增长的生殖保健需求，纷纷建立各种形式的咨询宣传系统和技术服务网络，包括电视、广播、报纸、热线服务、录像、各种层次的生殖保健服务机构和各种医疗实体等，本着"一切以患者为中心"和"以人为本"的服务原则提供相应的全方位服务。

一项在上海14所高校大学生中的问卷调查结果显示，大学生接触与性相关的信息渠道众多，但普遍缺少正确引导，对性卫生常识和性传播疾病知之甚少，大学生的生殖健康教育和服务明显落后。由此看来，人类对男性健康的了解和关注都太少，男性本身就不太在意自身的健康，许多相关的问题还都没有明确的答案，男性生殖健康的问题已经到了必须关注的时候了。但是到目前为止，包括我国在内的世界各国还没有维护男性权益的专门机构。为了赢得并维护男性的权益，男性自身和全社会还要经历许多艰苦的努力。

男性不育症的诊治现状比较混乱，可以用各自为政来形容。造成这种现象主要是因为不育症的发病机制至今为止没有完全弄清，缺乏循证医学依据，导致大家对不育症的认识参差不齐，治疗方法不统一。另外，治疗男性不育症的商业价值也是这种现象出现的原因之一，也有患者被骗的例子。最后还有，健康男性婚后有在第1年生育的，但是也有在第2年和第3年生育的，一些本来不应该成为不育患者的男性也急于求治，造成了不必要的困扰，也带来了一定程度的医疗资源浪费。所以，治疗男性不育症还需要我们在循证医学依据上继续做些努力。

仅仅靠一些专业工作者，研究发现一些与男性有关的疾病的诊治方法和技术，并不能够解决多大的问题。关注男性生殖健康需要各级政府、各种新闻媒体（电视、广播、报纸、杂志、热线电话等）以及广大群众的积极支持和参与，尤其是男性不育患者本人及其配偶。男性不育患者普遍遭遇过许多烦恼和不幸，在接受不育诊治过程中也将面对许多困扰和选择，他们迫切需要了解有关生育和不育的科学知识，以便于配合医生的诊断和治疗。在此背景下，这本科普读物出版了，奉献给读者，尤其是我的患者，并作为笔者编写的学术专著《男性不育症》的补充篇，来满足普通百姓探索生育的奥秘和寻求解决男性不育的途径。如果各位能够从中受到启迪，则足以让我感到欣慰，也实现了本书的使命。

毫无疑问，在古往今来浩如烟海的书籍中，介绍生育、不育的书籍名目繁多，每位作者的分析角度和观点不尽相同，况且知识是在不断进步和更新的，而本书仅是作者多年临床工作的部分经验总结，不妥之处在所难免，恳切希望专家和读者提出宝贵意见，以期日臻完善，利于日后的修订和再版。在图书编写过程中引用了其他一些书刊和网站作者的相关信息、图片和漫画，在此表示诚挚的谢意。

2010 年 3 月

目　录

三、 排查不育的因素

四、 简单办法帮助男人获得后代

五、 实验室技术治疗顽固性男性不育

六、 值得期待的希望之光

七、 生一个健康宝宝

八、 男性不育的预防

九、 与不育症相关的社会学问题

概　　述

1 | 生育与不育

　　人类对自身生长发育过程的认识，经历了相当漫长的认识过程。最早期的人们坚信上帝造人，但发现只有通过性交才能让女人妊娠（怀孕）。17 世纪发明的显微镜，让人类观察到男性精液内的精子，并认为精子已经具备了人的雏形，女性只是单纯地提供孵育器而已。1827 年发现了哺乳动物的卵子，随后进行了大量的研究，人们才了解到，必须经过精卵结合过程才能受孕怀胎。现代医学认为，男性的精子通过性交进入到女性的阴道、子宫，进而进入到输卵管壶腹部，并在那里与来自女性卵巢，经过输卵管伞而至的卵子相遇，精子与卵子结合形成受精卵，受精卵不断分裂并沿着输卵管达到子宫，种植于子宫内膜，并在此继续分化繁殖形成胚胎，进而发育成胎儿，直至分娩。

　　尽管对于绝大多数人来说，生育是顺理成章和水到渠成的事情。而一部分人在进行繁衍后代、完成种族延续的过程中可就不是那么一帆风顺。作为整个人类物种的延续，少部分人的不生育并不会造成太大的影响，但是对于"当事人"来说却将会是"灭绝性"的打击。有许多因素可能会妨碍他们实现为人父母的愿望，而内在因素和外部环境的不利改变是其根本原因。人们已经开

1

始并越来越重视到生存环境对生育的重要影响，认识到了环境保护的重要性和必要性，并且在进行着不懈的努力来加以改进。

全球约有8%的育龄夫妇患有不育，发病率波动于5%~35%，非洲国家最高。我国还缺乏全面系统的不育症流行病学调查，从众多的临床分析中估计，不育症发生率平均约10%，并有增加的趋势。大量证据表明：世界范围的人类精液的质量可能在逐渐下降，人类的精子数量可能平均每年以2%的速度下降。近50年来，男人的精子浓度平均减少了一半。但是男性不育的诊断与治疗却在很长时间内徘徊不前，传统方法可以有效治疗的男性不育者仅7%。

辅助生殖技术（assisted reproductive technique，ART）的出现和广泛应用，带动了男性不育治疗的巨大改变，但其快速发展在一定程度上阻碍了对男性不育常规治疗的探索，且其本身的治疗成功率还有待提高，操作还很不规范，而且ART还具有潜在危害，如何管理和规范男性不育的治疗成为人们十分关注的问题，国家也在不断制定和完善相关的操作技术和法律法规。

认识自己并善于控制和调整自己，人们按照自然规律，在改造自然界的同时，也对自身进行着各种"干预"。借助于科学的力量，人类对生育所进行的科学干预，可以随心所欲地对自身的繁育进行有效的驾驭，在自己想生育的任何时候生育自己想要的孩子，包括生育子女的性别和数量。人类在对自身的认识方面已经不再是处于无所作为的被动局面了，对生命过程的"干预"并不是一个空洞的、毫无意义的幻想，而是正在逐步接近实现的目标。现代的生育技术，几乎可以使所有严重的男女不生育的患者都能够实现为人父母的愿望。人们利用现代科技，正在为自己的生活创造幸福和美满。

2 精子发生与胎儿形成的全过程

生育需要男女双方生殖系统具有正常的解剖结构和生理功能，需要有正常的雌性配子（卵子）和雄性配子（精子），需要正常的合子运输通道，需要正常的胚胎发育，也需要合适的胚胎着床地点和后续胚胎孕育场所。这些因素缺一不可，而且它们彼此之间需要密切配合，才能达到人类繁殖的最终目的。

首先，让我们看看精子是如何在生殖系统内发生的。

男性生殖系统由内、外生殖器两个部分组成。外生殖器包括阴囊和阴茎；内生殖器包括生殖腺体（睾丸）（图1）、排精管道（附睾、输精管、射精管和尿道）以及附属腺体（精囊腺、前列腺和尿道球腺）（图2）。

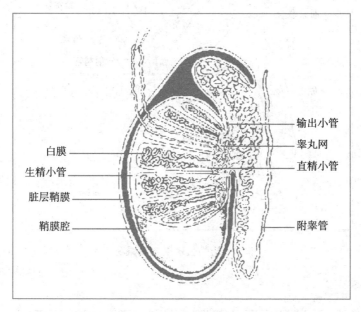

图1　睾丸的剖面图

精子，或称雄配子，在睾丸的生精小管上皮中产生，始于生精小管内的精原细胞。具有双倍体（2N）的初级精母细胞经过第一次和第二次减数分裂之后，最终形成4个单倍体（1N）的精子细胞，是一个连续不停的过程（图3、图4）。精子细胞形成后再经历一系列蜕变过程，最终演变成精子（图5）。

睾丸不仅能够产生精子，还具有分泌男性激素的作用，因而又称性腺。男性激素由睾丸中的支持细胞产生，维持男子的第二性征，即喉结突起、生胡须、肌肉比较发达，又维持性功能。激素通过血液循环作用于全身的靶组织器官。

附睾位于睾丸的后外侧，呈扁平状。睾丸产生的精子被输送到附睾里贮存，并在附睾里继续发育和成熟。精囊和前列腺是生殖器官的附属腺体，精囊分泌碱性液体，而前列腺分泌酸性液体，两者的混合液呈乳白色，有助于精液凝固和液化的动态过程，并可帮助精子生存和活动，是精液的主要成分（图2）。

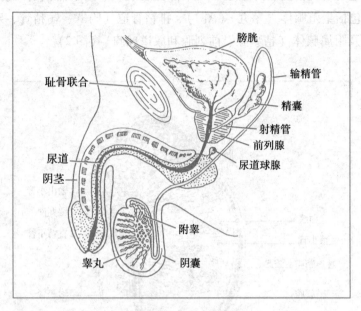

图 2 男性生殖系统的概观

膀胱
输精管
精囊
射精管
前列腺
尿道球腺
耻骨联合
尿道
阴茎
附睾
阴囊
睾丸

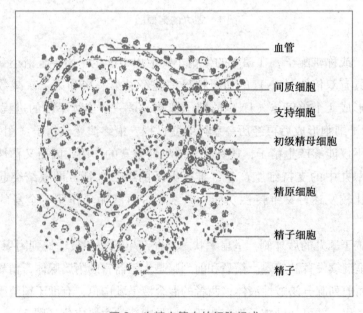

图 3 生精小管中的细胞组成

血管
间质细胞
支持细胞
初级精母细胞
精原细胞
精子细胞
精子

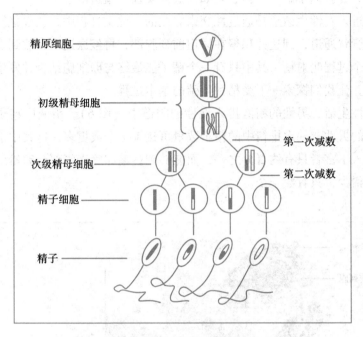

图 4　减数分裂和精子生成

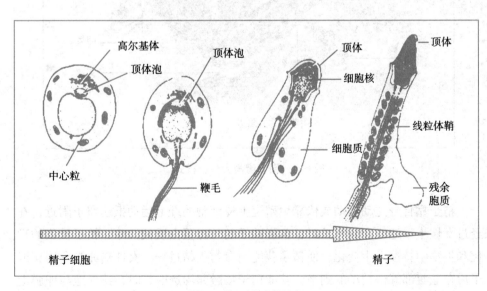

图 5　精子的形成过程

一、概述

其次，让我们了解一下精子是如何进入女性生殖道的。

精子进入女性生殖道是通过性交来完成的。性交过程中，数以亿计的成熟精子穿过管状通道，到达并积聚在尿道前列腺部，再经尿道口释放到女性的阴道中，这个过程叫射精。其中只有一个精子能最终与卵细胞结合并发生受精。

再次，让我们探索一下受精和生殖的基本过程。

通过性生活，男性的精液排入女性的阴道中（图6）。精液中精子计数和功能正常的男性，一次排精中的精子数量可达1亿个或更多，这其中能够穿过宫颈管进入子宫者只有约百分之一，而能够到达输卵管壶腹部与卵母细胞相遇者则更加稀少，只有数千个。

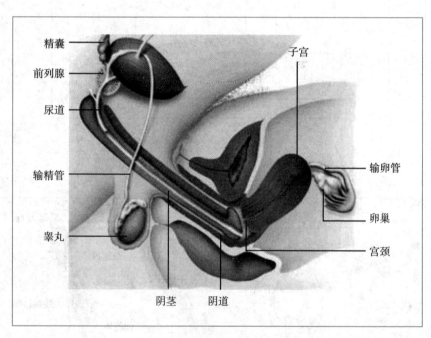

图6 一图读懂男女性交模式

精子靠自身主动运动或依靠生殖道上皮细胞的纤毛运动抵达卵子附近，在经过女性生殖道或穿越卵丘时，包裹精子的外源蛋白质被清除，精子质膜的理化和生物学特性发生变化，使精子获能而参与受精过程。女性输卵管伞捕获卵子后在壶腹部等待精子的到来。获能精子接触卵周透明带时，特异地与卵膜上的某种糖蛋白结合，激发精子产生顶体反应：顶体外围的部分质膜消失，顶体外膜内陷、囊泡化，顶体内含物（包括一些水解酶）外逸。顶体反应有助于精子进一步穿越卵膜。精子一旦与卵子接触，卵母细胞本身也发生一系列的激活变化。发生皮层反应、卵质膜反应和透明带反应，从而起到阻断多精受精和激发卵进一步发育的作用。精子中段和尾部不久退化和被吸收。卵母细胞的细胞核在完成两次成熟分裂之后，形成雌性原核。此后雌、雄两原核核膜消失，仅染色体组合在一起，以建立合子染色体组，受精至此完成。

最后，让我们认识一下胚胎的早期发育过程。

从受精开始，卵母细胞完成了第二次减数分裂，精卵结合，形成合子后，沿输卵管向子宫方向运动，途中逐渐形成 2 细胞胚胎、4 细胞胚胎、8 细胞胚胎和桑椹胚。细胞分裂从受精后 26~30 小时开始，每 10~12 小时进行一次卵裂，在达到 16~32 细胞时称为桑椹胚，此时开始到达子宫腔。第 4~5 天时，形成早期囊胚，透明带溶解消失，囊胚开始侵入子宫内膜，并于 11~12 天完成植入过程（图 7）。胚泡滋养层细胞迅速增殖，由单层变为复层，外层细胞融合形成合体滋养层，深部的一层细胞界限明显，称细胞滋养层。植入后，滋养层向外长出许多指状突起，称绒毛，逐渐发育、分化形成胎盘。滋养层直接从母体血液中吸取营养供胚胎发育所需。

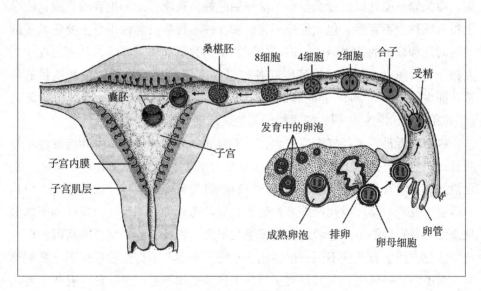

图 7　胚胎在输卵管中的发育

胚胎进入子宫时形成的囊胚是胚胎细胞第一次分化。在此之前，在理想条件下，任何一个细胞都有可能发育成为一个完整的个体，但形成囊胚之后，部分细胞会发育成胎盘，称为滋养细胞层，另一部分发育成为胎儿，即内细胞团，这部分细胞就是所谓胚胎干细胞。从受精到形成囊胚，即从输卵管壶腹部运动到子宫内，需要 5~6 天。

在子宫内安家的胚胎，经过不断的生长发育过程，进而形成胎儿，并经过分娩过程，实现了新生命来到人间的全过程。

3 什么是不育症

一般认为，未采取避孕措施的育龄夫妇，每一个月经周期平均有 25% 的机会妊娠，50% 在婚后 3 个月内应当妊娠，72% 在婚后 6 个月内应当妊娠，80%~85% 在婚后 12 个月内应当妊娠，而不育症可能影响到大约 10% 的育龄夫妇。所以，若结婚后 1 年时间以上，进行有规律的性生活，未采取任何避孕措施，而配偶不能妊娠或能受孕但未能怀胎分娩，就应考虑不生育的可能，医学上将其统称为不育症，包括男性不育症和女性不育症。男性不育主要是精子的质量问题和精子的传送障碍，前者包括精子的数量和质量异常，其原因在于睾丸精子生成障碍、精子输送障碍和各种不利因素造成的精子数量和质量的异常，如少精子症、弱精子症和畸形精子症；后者包括严重的勃起功能障碍（俗称阳痿）和射精障碍，使得精子不能进入到女性的生殖道内。

根据患者是否曾经妊娠或生育，将不育症划分为原发性不育和继发性不育两种，婚后曾经正常妊娠和（或）正常生育的称为继发性不育症，婚后一次也没妊娠和生育的称为原发性不育症。有学者将曾经妊娠过一次或多次，但均以畸胎、流产、早产或死产等异常妊娠结局的患者称为不育症，以区别于那些从来没有妊娠过的不孕患者。区别不孕与不育可能在寻找不生育的病因上以及选择治疗方法上有某些不同，但临床上常将不孕症与不育症都作为不生育的诊断，而不做严格区分，尤其是对于男性来说则更加不必严格区分。有些患者认为原发性不育症是先天性疾病而不能治疗，这是错误的，原发性不育症可能是先天性疾病或异常造成的，也可能是后天性疾病或异常造成的，但绝大部分还是后天获得的疾病或异常，包括在日常生活中所获得的对生殖系统的损伤性因素，如酗酒、接触射线、农药、热水浴等。

4 没有孩子，丈夫有多大"责任"

由于男人在家庭和社会中具有"举足轻重"的地位，男人对于十分敏感的不育问题往往采取回避的态度，不太敢面对现实，并因此而讳疾忌医，使得男性对不育的认识、男性不育病因的研究和治疗手段都要远落后于女性。有人说不生育都是女方有病，而且首先将责任推给了女方，现代社会持有这种观点的人尽管减少了，但仍然存在，且多数分布在贫穷落后的乡村和山区。稍微了解点医学常识的人都会认识到，完全把不生育的事都归结到女方是很不公平的，能否生育是男女双方的事。事实上，在不育夫妇中，有1/3以上的不育问题完全出在男人，男女都有问题的约占1/3，所以可以认为男性因素所致不育大约占半数。一项全球性的调查结果表明，男性不育的患者数量在近10年内增长了6倍（图8）。

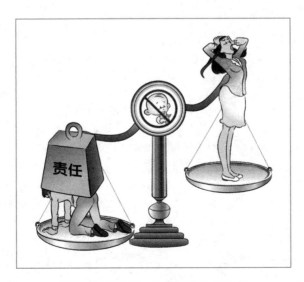

图8　没有孩子，男方有更大的责任

正常的生育过程包括卵子受精、受精卵迁移、胚胎着床、胎儿发育、分娩。卵子来自女方，精子来自男方。生殖功能正常的女性，每一个月由卵巢成熟和排放一个卵子，卵子很小，在显微镜下方才能看清，男人的精子则更小。医学上把卵子和精子都叫做配子，受精是指男性的精子与女性的卵子结合的过程，是生育的基础。所以说男女双方均参与生育过程，均有可能因某种疾病或异常而导致不孕或不育，在不育中的责任是相同的，不可低估，更不应该重女轻男。

在对不育男性进行检查时，不能忽视其配偶，应该对其配偶进行全面的生育能力的评价和相应的治疗。如不排卵、排卵不规律、生殖道感染、内分泌激素水平紊乱、高泌乳素血症、子宫内膜异位症、免疫性不育、输卵管阻塞等。对于女性的有效治疗，常可以不同程度地弥补男性生育能力的低下，在不进行任何治疗的情况下，可以使部分轻中度生育能力低下的男性获得自然生育能力。这一点也充分体现了夫妇一体化的特点，夫妻本是"一根藤上的两个瓜"，大难到来要共同面对和承担。无论出现任何问题，双方都要互相体谅、互相鼓励、互相分担，包括对不育"责任"的分担。

二、

寻找男性
不育的罪魁

5 | 当下男性不育的病因研究收效甚微，但并不等于医生束手无策

精子是生育的使者，睾丸产生精子，一切影响睾丸的因素都会影响生育。比如睾丸和附睾的炎症、损伤、感染，精索静脉曲张、前列腺疾病、勃起功能障碍（俗称阳痿）、逆行射精等。男性不育的常见病因包括先天性和获得性的泌尿生殖系统异常、男性附属性腺感染、阴囊温度增高（精索静脉曲张等）、内分泌紊乱、遗传异常、免疫因素等。40%~75%的患者仅表现出精液质量异常（特发性男性不育），即少精、弱精、畸形精子症，这些异常表现常同时存在，被称作特发性少弱畸精子（OAT）综合征。

大部分人关心较多的是生活方式方面的相关问题，而事实也的确如此，在生活上自己多加小心可能就会有所帮助。比如酗酒对精子的伤害就很大，所以"洞房儿"、"蜜月儿"的畸形率就比较高。还有紧身内裤、洗桑拿、含有铅或者其他重金属的化妆品，以及在房屋装修的时候，部分装修材料的甲醛超标、射线超标，含有过量农药的蔬菜，含有过量防腐剂的食品，激素含量过高的肉类等，都是导致不育症发生的因素。还有很重要的一点，是精神心理因素。现实社会的生存竞争压力增大，人际关系复杂，精神紧张焦虑，很容易影响男性

的内分泌系统，导致生殖能力降低。

明确诊断对于男性不育患者来说非常重要，诊断的目的是判断男性生育能力及寻找可能的病因，为后续治疗奠定基础。明确男性不育的病因、发病机制以及病理过程，并通过各种措施去除病因、逆转恢复病理过程是取得治疗效果的关键，也是判断预后的客观依据，但是多数不育症的确切病因还不清楚。世界卫生组织（WHO）不育症防治专题组 1987 年对 6682 例男性不育病因研究表明：不明原因的不育占 48.4%，特发性精液异常占 26.2%。一项 7057 例男性不育患者病因统计发现，特发性精液异常（OAT 综合征）及不明原因不育者共占 75.1%，真正能够找到不育病因的仅约 1/4。看来，人们对男性不育的病因认识还十分有限，尤其是对其生殖和病理过程还不清楚。

尽管多数男性不育者难以找到明确的病因，但是还要去尽可能地排查可能存在的病因。经过仔细检查后没有发现明确病因与没有检查就臆断患者为特发性的，结果是明显不同的。近年来，采用现代技术对男性不育的病因、发病机制的认识更加全面和深入，已经探明了一些男性不育的原因。所以，不明原因不育并不是没有原因，而是受到了我们对不育的认识和诊断水平的限制。对于那些特发性不育症患者来说，尽管不能从病因角度采取针对性的治疗手段，但并不等于医生会束手无策。采取对症的综合治疗措施，同样可以使绝大多数患者获得满意的治疗结局，这也是他们的希望所在。

6 | "孕种"过多的男人也会遭遇生育尴尬

如同种地要有种子一样，男人生育是要靠"孕种"（精子）的，精子过少时参与"夺标"竞争的"候选者"基数减少，导致受孕的机会明显减少，这是比较好理解的。但是，你知道吗？精子数量过多也不是好现象，也可能使男人遭遇生育尴尬。

一般成年男人精液内的精子浓度（单位容积内的精子数量）在 6 千万/ml ~ 1.5 亿/ml，但是如果精子的浓度超过 2.5 亿/ml，甚至有的男人精子浓度可能超过 4 亿/ml，此时可能由于精子浓度的过大，造成精浆的质量改变，精子的生存空间过于拥挤，平均每个精子所获得的营养物质大打折扣，使得精子质量明显低下，主要表现为精子的成活率低、活动能力差、异常形态发育者增加，因而难以完成使卵子受孕的艰难之旅。

造成精子浓度过大的原因还不十分清楚，有人认为与生育相关的内分泌激素水平异常有关，还有人认为可能与生殖系统的炎症，如慢性前列腺炎和精囊炎有关，甚至有人认为老年人的精子浓度也可以较青壮年男性显著增高，但都缺乏充分的科学证据。

由于对精子数量过多病因的认识不足，造成了临床上治疗的效果不佳。有人尝试采用大量的雄激素来抑制垂体分泌的促进睾丸生精的激素（促卵泡激素和黄体生成素），有人针对可能存在的炎症进行有效的治疗，有人建议患者将性生活的频度加大以减少精子浓度，有人采用营养液稀释精液后人工授精的方法治疗不育症，这些方法都有成功的治疗范例，患者可以根据自己的具体情况，在专科医生的指导下选择应用。当然最后也可以考虑选择辅助生殖技术解决生育问题。

7 只有活力强健的精子才有"中标"机会

人们基本上都已经了解了，男人生育只要一个精子就可以了。那么，你知道男人一次射出的精液里有多少个精子吗？男人一生中又将射出多少个精子吗？

表面波澜不惊的精液，在显微镜下却充满了惊涛骇浪，上亿个精子拥挤不堪，让人实在难以想象生命的来源竟然是这么一个微小的家伙，同时不免大发感慨，每一个精子能够成功受孕的机会简直是太渺茫了，如果每一个精子都将受孕，那么将会出生多少个孩子呀。

健康的活力强健的精子都是运动健将，可以瞄准目标勇往直前。作为一个团体，一次射出的上亿个精子只要有一个能够成功地"中标"（使卵子受孕），也就完成了它们的使命。尽管最后可能只有一个"幸运儿"脱颖而出，其他那些前仆后继死在途中的精子，死也值得了。但是遗憾的是，许多人射出的精液里的精子连这么一次机会也没有，缺乏这种勇往直前的强健精子，而阴道、子宫、输卵管、卵子的膜等又给精子设置了一个又一个障碍，让所有的精子都望而却步或者慷慨赴死，有的人的精子一生中也难以得到一次机会，始终不能生育。丧失受孕机会的原因固然多种多样，但是真正没有精子的男人毕竟很少，而绝大多数的不生育是由于缺乏活力强健的精子。

只要有精子就有生育的希望，就不要放弃生育的要求。尽管其中的一部分人仍然难以恢复自然生育的目的，但这并不影响我们生育自己的孩子，可以在实验室里应用现代技术实现普通百姓生育自己孩子的愿望。

8 精子是"鱼"，精浆是"水"——"鱼水共生"

精子是生活在睾丸内的，并不断地向输精管道的沿途走行，最终通过性交，借助于射精过程，以精液的形式排放到女性的阴道内。因此，精液包含精浆和精子两部分，精浆构成了精子生存的主要环境，含有丰富的营养成分，对精子的许多特性有直接的影响，精子与精浆的关系就如同鱼和水的关系一样，精子仅仅占精液的很小一部分。

通过分析和检查，发现了许多不利于精子生存的精液环境，主要包括：

（1）精液排放量过大过小均非好现象。许多男人认为，射精量大是强壮男人的体现，预示着生育和性能力的强盛。而实际情况却不是如此，这是混淆了精子和精液的概念。过多的精液量反而可能是疾病或异常的征兆。即使没有明显的疾病，精液排放量过大也可以在一定程度上影响生育能力。一般来说，成年男性一次射精量为 2~6ml，如果精液量超过 6ml，可能存在生殖系统的炎症等疾病，此时精液内的许多营养成分和精子的浓度均将被稀释，造成精子的营养供给不足，精子的活动能力降低，生育能力因此而低下。如果精液量过少，则刚好相反，过于"拥挤"的环境对于精子的生存也十分不利，而且过少的精液也难以"对抗"和稀释女性阴道内的不利环境，从而影响精子的活动能力和受精能力。造成精液量过少的原因主要有性生活太频繁而造成的精液"储备不足"、全身慢性消耗性疾病（慢性前列腺炎等生殖道炎症、结核病、营养不良）、各种慢性不良刺激和紧张焦虑情绪等。

（2）精液颜色的改变可能预示着某种疾病。正常的精液颜色是灰白色或淡黄色的，长时间不排精者的精液颜色将会略深一些。如果精液颜色变成鲜红色、粉红色、咖啡色或黑色，可能是由于精囊、前列腺、尿道等生殖道的疾病，如炎症、肿瘤、囊肿造成的出血所致；精液呈现黄色或白色，可能是泌尿生殖道的感染性疾病造成的炎症细胞或者脓液所致；此外，服用某些药物，可以在尿液和精液内呈现相应的颜色。

（3）稠厚的精液限制了精子的自由泳动。射出的精液是呈现凝固状态的，经过 5~30 分钟逐渐液化，即使在精液内仍然能够见到部分残余的胶冻样凝块也不必太在意，也不一定会造成不育。但是，如果超过 60 分钟始终保持像胶冻或糨糊一样呈现凝固或高度黏稠状态，将极大地限制了精液内精子的活动，显微镜下可以见到精子做着艰难而痛苦的"挣扎"，当然此时的精子也就不可能跨越"万水千山"地成功"拿下"卵子了。造成精液不液化和高黏稠度的主要原因在于前列腺功能异常（前列腺炎等疾病）和雄激素水平低下，当然也有一些患者的病因还不清楚。

（4）精液的酸碱度异常可以杀死精子。正常精液的酸碱度即 pH 为 7.2~8.0，精子在这样的酸碱度下生存良好、活动自如。慢性前列腺炎时，精浆中的酸性物质会增加，使得酸碱度下降，精浆偏酸性，当酸碱度降低到精子生存最低要求的 pH 为 6~6.5 时，精子便会夭折，不利于生殖过程的正常进行；如果前列腺液的 pH 明显增高，也不利于精子的生存。

（5）精液内的"卫士"敌我不分，不仅杀"敌人"，也杀精子。生殖道的损伤、感染等病理改变可以召集大量的人体"卫士"（白细胞，也叫炎症细胞）来清除感染的病原体或参与炎症反应。但是"卫士"的大量存在也要消耗掉精液内大量的有限营养，同时"阵亡"的"卫士"还会放出大量的有害物质，这些均对精子的生存和行使正常的功能构成了严重的威胁。此外，由于大量"卫士"的出现，也会使精液的 pH 明显增高，因而不利于精子的生存。

9 | 精液量过少、过多都难生育

人人都说精子是生育的种子，似乎只要有足够和功能良好的"种子"，男人的生育就不成问题了，很少会有人关心精子的直接生存环境：精浆。精浆是精液内除去精子以外的其他成分。实际上，男人每次射出的精液中绝大多数成分是精浆，只有很小的部分是精子，精浆和精子共同组成了精液。精液内除了精子之外，还有许多有机和无机成分，它们都对精子成功受孕有影响。所以，精浆量的多少决定了精液量的多少。

如果精液量过少，则精液内营养精子的精浆成分必然会明显减少，精子所获得的营养成分也明显减少，可使精子失去活力，生育功能将受到影响。正常男子一次排出的精液量通常为 2~6ml，如果少于 2ml 则称为精液量过少。出现精液量过少的原因较多，主要包括睾丸功能减退和内分泌紊乱，使附睾、前列腺、精囊腺发育不完全；泌尿生殖系统感染；精囊肿瘤或囊肿、尿道狭窄、尿道憩室或生殖道手术引起输精管道损伤；排精次数过于频繁。若能排除前三种可能性，只是因为排精次数过多的话，那么精液量过少就不用特殊治疗了，只要减少性生活或自慰频率即可达到满意目的。

如果一次排精量超过 6ml，则被称为精液过多症，也是一种病态，同样可能导致不育。精液过多可能是禁欲时间较长，或生殖系统的炎症，如前列腺、精囊的炎症，或垂体促性腺激素分泌过多所致。精囊炎是青壮年男性中并不少见的疾病，多由大肠杆菌、变形杆菌及假单胞菌等引起。当与精囊相邻的器官，如前列腺、后尿道、结肠等发生感染或因其他情况引起前列腺、精囊充血时，上述病菌就会乘虚而入，诱发精囊炎。该病引起的精液过多，实质上是精浆分泌或渗出过多而引起的，而精子总数并没有变化。这显然会引起精液中精子的浓度降低，精液内的营养成分浓度也大打折扣，并因此影响精子的功能和受孕机会。另外，过量分泌的精浆，因炎症等病理因素的影响，也会干扰精子的活动和功能，并且可能导致精液大量流出阴道，带出精子，从而降低受孕机会。因此，精液量过多也并不是一件让人喜悦的事情，如果因此影响了生育问题，更有必要到正规医院做个检查，尽早解决问题。

10 丈夫射出的精液去哪儿了

王女士结婚已经 4 年多了，但是从来也没有在性生活后察觉有丈夫的精液流出来。为此，私下里询问了几个最要好的姐妹，都回答在性生活后有许多黏稠的白色东西流出来。以前由于没有想到生育问题，而且每次在性生活中丈夫都很"卖"力气，自己也"高潮频起"，因而也就没有在意这个问题。王女士与丈夫进行了一次认真的谈话，了解到了事情的真相，丈夫坦然承认自己从来也没有射出过精液，但是每次自己也都能够出现排精的蠕动感觉，性快感也很强烈，感觉并没有什么不妥，因而也没有觉得这是疾病或异常。通过医生的询问和检查，诊断是逆行射精。在正常的性高潮时，精液会沿着尿道排出到体外，而王女士丈夫的精液却走了"后门"，进入了膀胱内。由于生育的"种子"不能够顺利地"播撒"，造成了王女士的不育。明确了诊断后，虽然进行了一段时间的治疗，仍然没有恢复正常的射精途径，最后采取人工授精的办法让王女士怀上了孩子。

引起逆行射精的原因有很多，如局部的炎症、尿道狭窄、精阜肥大、手术损伤膀胱的括约肌、药物（利血平、竹林胺）、精神心理因素等。有一些情况是可以通过适当的治疗和调整而使患者恢复正常的射精能力，如抗感染治疗、停止某些影响射精的药物、尿道扩张手术、膀胱颈缩窄手术、进行必要的精神心理疏导等，但是一些逆行射精患者的治疗效果往往不是十分理想，为了解决患者迫切要求的生育问题，可以考虑收集尿液内的精子，进行人工授精治疗。具体方法是，在妻子排卵前2~3天开始禁欲，服用药物（碳酸氢钠）使尿液碱化。在妻子排卵日时，用手淫法达到高潮排精，收集全部尿液，从中筛选出精子，并进行必要的处理，然后进行人工授精。

11 "果冻"精液，束缚了男人的"种子"

说起男人不育，人们多数都会想到精子没有活力，或者干脆就没精子，其实，即使有精子，如果精液总像果冻似的，那精子也会被"绑"住腿脚，无法与卵子相会，难以实现生育愿望。

小王夫妇一直盼望着能够早点儿有个孩子，双方的老人也都望眼欲穿，可就是难以遂愿，结婚都快5年了，小王的肚子一直也没有任何"动静"。在亲朋的多次督促下，小夫妇接受了详细的专科检查，结果发现小王丈夫的精液不液化。医生解释说：精液不液化就是精液像胶冻一样稠厚，精液里面的精子运动受到了束缚，不能自如地运动，往往活动能力极差，因而不容易自然生育。

至于正常精液应该是什么样子的？怎样才算不液化？不液化是怎样产生的？应该如何处理？等这些问题，仍然让小夫妻云里雾里、懵懂不清。

实际上，正常情况下，精液排出体外的瞬间是液体状态的，否则将难以排出，但很快会凝固，一般在 5~30 分钟内逐渐液化。这种特性，让射出的精液能够在阴道内停留时间延长，以增加受孕机会，并且在适当的时间内逐步液化来释放活力强健的精子，堪称是让男人传宗接代的天然杰作。如果射精后 30 分钟内未能完全液化就叫液化迟缓，对生育有一些影响；如果超过 1 小时仍然不液化，才称为精液不液化。精液不液化就是精液像果冻一样稠厚，使精子受到了束缚，不能自如地运动，精子被精液铁桶一般地牢牢困住，就像人在泥浆里游泳一样寸步难行，精子的活动能力往往极差，因而不容易自然生育。

精液的凝固与液化主要是由前列腺和精囊腺分泌的液化因子和凝固因子来平衡调节的。精液排出体外后呈凝固态与精囊腺分泌的凝固因子相关，精液液化则是前列腺液中蛋白水解酶等液化因子起了作用。与液化有关的酶众多，包括α-淀粉酶、糜蛋白酶、尿激酶、氨基肽酶和透明质酸酶等。当前列腺出现问题时，如前列腺的炎症或分泌功能障碍（雄激素水平低下等），前列腺液中蛋白水解酶的含量和活性将受到不同程度地影响，不能水解精液中相互交织成网状的纤维蛋白，导致精液不液化，使精子活动空间减少，精子被牵制。

由于精液液化异常者可伴有前列腺炎等生殖道感染性疾病，因此适当进行抗感染治疗，同时配合改善前列腺分泌功能的药物，是改善精液不液化的有效办法之一。直接使用促进精液液化的药物，如肌内注射糜蛋白酶、透明质酸酶或尿激酶，阴道局部用α-淀粉酶或其栓剂，口服维生素 C、小量雄激素和克罗米酚，2~3 周多可奏效。中医中药对精液不液化的治疗也可能收到一定的疗效，可以进行辨证施治。对于经过上述方法无效的患者，可以考虑将精液在体外先进行预处理，然后行夫精人工授精（artificial insemination by husband，AIH）。

为了预防精液不液化的发生，男人应该在日常生活中注意保护自己的前列腺，如不酗酒、尽量少食用辛辣食物、避免长时间骑车和久坐、性生活有规律、注意局部保暖等。

12 | 能射出精液 ≠ 一定有精子

有的男性不育者，在拿到精液检查结果后获知自己是无精子症时显得十分困惑。每次性生活时都能够排出"东西"来，而且"量"也不少，怎么会没有精子呢？

这里，他们混淆了一个概念：精液和精子。精液和精子是不同的，精液包括前列腺液、精囊液、睾丸和附睾的液体，以及其他附属腺分泌的液体，其中睾丸来源的精子仅占极少的部分。由于睾丸不产生精子，或者产生的精子不能够排放出来，对精液的量并不会产生较大的影响，就像经过输精管结扎进行节育的男人仍然可以排出精液一样。所以，尽管你可以射出大量的精液，里面可以有精子，也可以没有精子。

精液里的精子消失的原因有很多，主要包括：

（1）制造精子的"工厂"停产了。男人的睾丸是精子的制造工厂，睾丸里的微细结构十分复杂，都是为了让男人传宗接代的。男人的睾丸十分脆弱，非常容易受到各种全身和局部的不利因素的影响，轻者可以使精子产量受损，严重者甚至不再生产精子。

（2）生产的精子运送不出去了。有部分男人的睾丸发育很好，穿刺获得的睾丸内组织也有精子，但是反复检查精液仍然不能发现精子，可能是由于输精管道阻塞，精子自然就排不出来了。这种情况约占无精子症患者的半数。

（3）"取材"或化验过程出现了问题。男人在接受精液检查的时候，往往需要在医院里取精液。更换了性活动的地点，让许多男人极其不适应，在获取精液时可能会很紧张，损失精液或者没有使精液全部留到取精杯里的现象经常发生，个别人可能仅仅获得了射出精液的最后一点点，而这部分精液往往很少含有精子，造成无精子症的诊断也就可以理解了。对于部分严重少精子症患者，如果不进行非常仔细的查找，有时就很难发现精子，因而也容易得出"无精子"的诊断。对于单次精液分析无精子的患者，尤其是在基层医院里的检查结果，经过反复认真分析，可以发现仍然有20%左右，其实还是有精子的，只不过精子的数量很少罢了。尽管有很少的精子，尽管也难以自然生育，但是这么一个或几个精子与没有精子的差别可是太大了。现代的生育技术仍然可以使仅有一个健康精子的男人有自己的后代，仔细而准确的精液分析对于选择恰当的治疗措施是非常重要的。所以，不要轻易给患者下"无精子"的诊断，最好每次都进行精液的离心检查，最少要连续进行 2~3 次的精液认真分析查找后再做决断。

13 包皮过长会影响生育能力吗

包皮是男人阴茎头上的一段皮肤，但是由于它的位置比较"隐私和险要"，无论对于男人，还是男人的妻子，它都是非常重要的。小小的包皮，经常会给男人和男人的配偶带来大麻烦。

包皮可以分泌出一些白色的分泌物，称之为包皮垢。包皮垢可以在包皮和阴茎头之间的腔隙内，刺激包皮和阴茎头发生炎症，严重者还可以造成包皮和阴茎头的粘连。包皮过长者，如果不注意局部的清洁和卫生，可以带来许多麻烦，有时甚至可以影响性生活和生育能力。

由于过长的包皮内是"藏污纳垢"之所在，包皮垢对包皮和阴茎头的刺激容易诱发包皮阴茎头炎，严重者可以使尿道狭窄，影响排尿和排精，因而影响生育能力。反复发作的包皮阴茎头炎还是男性泌尿生殖系统炎症和肿瘤的重要诱因，如慢性前列腺炎、睾丸附睾炎、阴茎癌等。此外，包皮阴茎头炎合并感染的大量病原体，如细菌、病毒、真菌、滴虫等可以诱发配偶的生殖道感染，影响双方的生育能力。

既然过长的包皮有这样多的危害，是否所有包皮过长的男人都要对包皮进行处理（手术）呢？答案是否定的。只有在万不得已的情况下，我们才考虑去除过长的包皮，而对于多数男性，我们还是希望保留包皮，提倡要注意包皮部位的清洁卫生，而不是要"赶尽杀绝"。毕竟"砍的不如镟的圆"，我们还是要尽量保持"原装"的性器官，这也是比较明智的选择。这些"万不得已"的情况包括：反复发作的包皮阴茎头炎，或者包皮阴茎头之间出现粘连而难以上翻包皮；包皮口过小而影响排尿，或者包皮狭小且已经限制了龟头的充分发育，或者包茎者（尤其是嵌顿性包茎）；反复发作的泌尿系统感染。

14 | 阴茎发育得比较小会影响生育吗

由于我国性教育知识还不够普及，以及广泛流传的男人"肾虚"理论，使得许多男人都希望自己的阴茎能够粗大一些，这会让男人觉得自己的性能力强壮和生育能力旺盛，或者"肾"不亏；而阴茎不那么粗大的男人就不那么"理直气壮"了，并因此而不愿意在公共场所展现自己的性器官，如不愿意到公共浴池洗澡、不愿意参加集体游泳等活动，总是显得有些"孤傲"，并担心自己的性能力和生育功能，个别人会因此而不敢结婚。这些因为阴茎发育小一些而显得"不合群"的男人，心中充满了苦涩和痛苦，以及无尽的烦恼和羞怯。

实际上，阴茎的"尺寸"太大或太小都只是外在的表现，而且是在疲软状态下的体验，不能完全代表阴茎的真实情况。况且阴茎的作用是在勃起状态下完成的，勃起功能主要是看"硬度"而不是"长度"，巧妙地应用"剑短枪长"的各自特点在于自己的把握，阴茎的长短是有明显个体差异的，而且阴茎短小者阴茎勃起后可以有明显的增大。单纯凭借表面现象来判断阴茎的大小，并因此推断和联想到功能的强弱完全是心理上的自我评价，是与事实不符的。由于这种人往往坚持顽固的观点，凭借想当然理解问题，必然会对婚后的夫妻生活带来不良的影响，缺乏自信心，而这些都是男人出现性功能障碍的巨大危险因素，最终可能真的因为性无能而造成不生育。这种由于对正常发育的认识不足导致的自卑，并进而引起功能障碍（阳痿和不生育），完全是自寻烦恼。

重要的是，决定能否生育的是男人的睾丸以及睾丸的功能，而不决定于阴茎。所以，不应该以阴茎的长短论英雄。况且，无论阴茎的长短，都无非是进行性交的工具，是将精子输送到女方体内的管道，并不会影响到睾丸内的精子功能，只要能够把正常的精液排入到阴道内，就不会影响到生育。

至于一些人十分担心的"小阴茎症"畸形，与阴茎短小完全是两回事，前者属于疾病，而后者则是正常范围内的个体差异。只要能够完成射精，而且精液质量正常，就能够生儿育女。小阴茎症是由于内分泌疾病、染色体遗传疾病、睾丸自身病变、阴茎对雄激素不敏感或特发性（没有明确病因）所致，常伴有性发育不良、无精子、性功能障碍，但是其发病率极低，生活中是极其少见的。

15 "免疫系统"自我防卫失当，扼杀了男人的"生命之源"

在漫长的进化过程中，我们人类得以幸存，这是归因于人体对环境的不断适应和调整，其中的一个最重要机制就是产生了可以对抗环境中有害因素和各种病原微生物感染的本领。这个本领是由人体内的特殊组织和细胞共同来完成的，它们是人体健康的"卫士"，随时可以杀死或清除"敢于来犯"的敌人或入侵的不明物质，医学上将它们称为"免疫系统"，可以通过"卫士"细胞的直接杀伤作用，或其释放出来的针对特定病原体的杀伤蛋白（抗体）来起作用。

但是，有的时候，这些"卫士"的作用也是我们所不喜欢的，如接受肾脏移植的时候，人体的"卫士"也会对移植的肾脏产生明显的排斥作用，并因此招致治疗的失败。

有的时候，这个"卫士"机构也可以受到许多因素的影响，其内部也会犯错误，会对应该接受或"容忍"的组织细胞产生排斥或清除作用，并因此造成机体的功能异常或患某种疾病。在生育方面也存在类似的情况。例如，在正常情况下，女人的阴道和子宫应该容忍男人的精液，尤其是男人的精子，但是在女性生殖道有损伤、炎症等异常时，免疫"卫士"就容易错误地理解主人的"意图"，而对精子"大打出手"，产生杀伤或抑制作用的物质，称为抗精子抗体，使得精子成了不受欢迎的"来客"，导致免疫性不育。女人的"卫士"们还可以针对自己的子宫内膜、卵巢和卵泡等有生育密切相关的组织细胞产生这种杀伤作用，造成女性不育。同样的情况也可以发生在男人自身，自己的"卫士"将产生出排斥自己精子的抗精子抗体，杀死或抑制自己的精子功能，使男人不能传宗接代。

引起不育的免疫因素很多，但常见的，也是我们目前认识比较清楚的是男人自己就制造杀自己精子的免疫物质——抗精子抗体。女性体内也可以产生这种杀精子的抗体，使得精子在艰难地向卵子进发的途中遭遇重创，甚至可以造成全军覆没，因此丧失了精卵结合的机会。

抗精子抗体的产生多与男性生殖道感染和损伤有关，其他的原因还有精索静脉曲张、男性结扎、输精管梗阻、睾丸肿瘤等，还有一些是由不明原因引起。由精子或精子的膜所诱发的特异性抗体，有全身性的抗体和局部抗体两种，对精子具有多种损害作用，尤其是精液内的局部抗体比血清中的抗精子抗体对生育力的影响更为重要，局部抗精子抗体的产生机会稍高于全身抗精子抗体的产生，有些患者可能仅存在局部抗体而不存在全身抗精子抗体。由于抗精子抗体的种类、滴度及分布范围的不同可以造成对精子影响作用程度的明显差异。

虽然抗精子抗体可以阻止精子与卵子的相互作用，使患者不容易妊娠，但它并不总能完全"阻止"可能发生的妊娠，所以一部分具有抗精子抗体的女性或男性不育者仍然可以获得妊娠，这样的精子一旦成功地获得受精，理论上讲其受精卵可以有不同程度的损害，对生育有一定的潜在危害作用，抗精子抗体还可以对早期胚胎发起"猖狂攻击"，使雏形小生命不能在了宫内"安家"，或造成早期流产。但目前抗精子抗体对生育的影响作用还存在广泛的争议。

16 | 夫妻性爱太少也会引起不育

许多求子心切的夫妻，可能由于对性生活的认识问题，往往不知道该如何协调性生活次数与生育的关系，一些夫妻选择频繁性交，来试图增加妊娠机会，他们可能选择在女性的排卵期附近每天都进行性生活，甚至1天内多次性生活；而另外一些夫妻则认为应该"憋"一段时间，养"精"蓄锐可能更好，因此选择间隔较长时间同房1次，如每1~2周进行1次性交，甚至要隔房更长时间。无论这两种选择是主动的，还是被动的，而事实上这两种极端情况都很难让他们如愿。山东的罗女士在咨询信中问道："你好！我和我先生从今年年初就开始准备要孩子，但直到现在都没有动静。除了因为工作忙碌的关系，我们的性生活一直比较少以外，我们两人都很健康。请问性生活频率低是不是造成不孕的主要原因？"

患不育症的人群，通常都有比较显著的职业特点，如因工作需要经常早出晚归，休息、饮食没有规律，工作高度紧张，长时间没有性生活等。这种工作、生活习惯，会导致精子的数量和存活率下降。并且由于精子代谢速度减慢，还会导致精子老化，精子的活力、质量都大大降低，所以难以受孕。

如果因为应酬多而使性生活没有规律，还会影响男性体内多种激素，如雄性激素的分泌，也会导致精子质量、数量下降。另外，缺少定期同房，女性阴道感染的概率会增加，其阴道、骨盆肌等局部功能难以得到锻炼，也是难以结出爱情结晶的重要原因。所以，性爱太少也是造成夫妻难以生育的原因。

17 "放纵"之后竟然"绝后"

巨大悲痛让人沉沦

一次意外让小伟夫妇痛失年幼爱子，给家庭带来了"超级地震"，巨大的不幸带给恩爱夫妻的是彻底崩溃。来自各方的安慰和劝告都没有任何作用，妻子终日以泪洗面不问世事，而小伟则整天沉醉于酒色来麻醉自己。除了每天喝得烂醉如泥以外，"特殊服务"也不时光顾，这让痛苦不堪的小伟暂时忘却了伤痛，即使多次发生尿道红肿和流脓情况也都处之泰然，简单吃点药就挨过去了。直到半年之后，当小伟能够勉强静下心来面对家庭生活时，家里的情景却让他大吃一惊，这哪里还像一个家呀，仍然沉浸在悲哀中的妻子更加让他心酸，责任感油然而生，自己应该挽救妻子和这个濒临瓦解的家庭。

"我们都还年轻，也能够生育，再要一个孩子你看怎样！"丈夫的提议立即得到了妻子的回应，患难夫妻似乎感觉到孩子又回到了自己身边，新的希望重新燃起了夫妻恢复往日温馨生活的强烈愿望。然而，半年的努力没有任何"动静"。

激情放纵让男人绝后

看来是哪里出了问题，这让心情焦虑的小伟变得越来越烦躁不安。咨询几个朋友后，小伟决定自己先检查一下，毕竟害怕给妻子带来新的精神刺激，况且听说男人的检查要比女人简单许多。拿到精液化验单后，检查结果上赫然写着"无精子"，复查之后的结果仍然如此，这让小伟目瞪口呆，急忙排队挂号后再次约见医生。

在翻阅全部病历及检查结果后，医生对小伟说："没有精子肯定不能生育，就如同农民种地没有种子是不能播种的。问题的关键是你以前有过孩子，让你失去精子的原因值得探讨。你的生殖器官检查基本上都是正常的，包括睾丸、附睾、输精管以及精索都没有问题，生殖内分泌激素水平也都正常，但是精液检查却提示可能是排精管道堵塞了。你的精液量很少、精液明显呈现酸性、果糖阴性，推测堵塞的部位可能在排精的最后关卡：射精管。我们需要了解造成这种梗阻的原因。你是否曾经有过盆腔或尿道的手术、外伤或感染？"

医生的问题让小伟陷入了沉思。该不会是那几次"特殊服务"惹的祸吧。怪不得近来自己每次做爱的射精感觉越来越差，射精时还有隐约的疼痛感觉，而且排出来的东西也很少，甚至连妻子都有所觉察，最初还以为是丧子之痛使然。一想到可能因为偶尔的放纵而失去再生育的能力，心情变得沉重起来，在坦然承认自己曾经尿道流过几次脓之后，小伟问道："难道凭借精液化验就确定我的射精管阻塞吗？你们不会搞错吗？""我们当然还有更直接的检查，包括高分辨率的经直肠超声（TRUS）、精囊穿刺抽吸液化验和精囊射精管造影。"

检查结果完全支持医生的预测：B超显示双侧可见精囊及射精管扩张，精囊抽吸液见大量的精子，造影清晰地显示出了梗阻的部位。结果让小伟的心沉到了谷底，似乎已经宣判了自己的"死刑"。

手术开启生育之门

医生告诉小伟："左右对称的两个射精管是精液射出的最后关卡，有1~2cm长，在精阜处进入到前列腺的尿道部（图9）。射精管梗阻很少发生（占男性不育的1%~2%），但却关闭了生育之门，常见病因是继发于损伤（医源性的或其他原因）、感染和炎症，你的问题就在于尿道的化脓性感染。"

望着垂头丧气的小伟，医生安慰道："射精管梗阻并不是绝症，通过经尿道切开射精管（TURED）（图10）来治疗射精管梗阻已经很常见了，并有许多使用这种技术来解除射精管阻塞而获得生育的报告。"

"手术是怎样做的？成功率高吗？"新的希望鼓起了小伟的勇气。

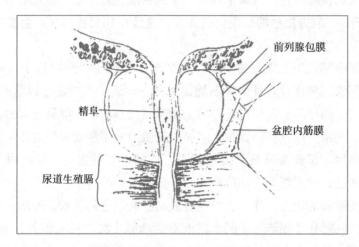

图9　射精管开口于精阜下面的两侧

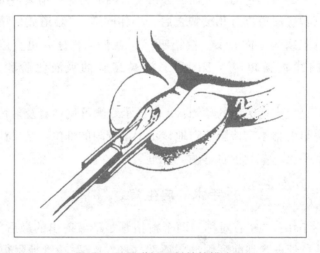

图10　经尿道切开射精管模式图

　　"TURED 需要一套与经尿道前列腺切除术（TURP）相似的器械。需要进行膀胱尿道镜检查来评价后尿道情况，并排除前部尿道和球部尿道狭窄。完成上述检查后，经尿道插入切除器，仅对可能增大的精阜从中线基部处切除，但不使用电凝。TURED 的成功在于手术结束后两侧的射精管均可显露并有液体流出。如果操作认真仔细、经验丰富，TURED 的并发症很罕见。研究结果证明，TURED 后多数患者的症状改善，精子浓度和（或）精液量改善，有 1/4~1/3 可获得自然生育能力。"

在坦言自己的病情并得到妻子的宽容和理解后，小伟接受了手术治疗，并于手术后恢复了正常排精，妻子在其手术后半年内再次妊娠。

洁身自好可保生育之门畅通

愈演愈烈的性病来势凶猛，广泛传播，它们首先攻击的就是那些频繁更换性伴侣的"性"情中人。现实生活中的某些男人，为了寻找性爱的刺激，不惜以身体健康为代价，"冒险"寻求婚外性行为，并因此而招致疾病或丧失健康，甚至"绝后"，说来也许是上帝的惩罚。再好的有效治疗性病绝招也不如不得性病，万恶"淫"为首，洁身自好是预防性病的第一关，是健康生活和维持生育能力的基本保障。男人们只要在"性"问题上坚持原则，坚决管住自己的原始性欲念，就可百毒不侵，安享"性"福。

一旦怀疑自己可能患有性病，应立即去看医生，接受系统诊治。

18 常抹发胶，精子活力低

化妆品使用越来越广泛和持久，虽然也偶尔听说某人因为化妆品而引起皮肤病，甚至诱发癌症，但是化妆品内的许多成分对健康的潜在威胁并没有引起人们的足够重视，对此应该引起关注，尤其是对那些即将为人父母的夫妻来说影响可能就更加不可忽视。

如果你知道美发产品会影响下一代的生育能力，还会继续使用吗？近几十年来，英国出生时即患有尿道下裂的男婴比例急速增长。生育专家怀疑，这与母亲大量、频繁地使用发胶关系密切。根据英国广播公司报道，英国伦敦大学帝国学院的一项研究发现，孕妇在妊娠初期接触美发用品，如发胶、摩丝、定型水等，可能会增加男婴患尿道下裂的风险。这一疾病会严重影响排尿功能，甚至影响男性成年后的生育能力。成年男性如果长期使用美发产品，对其生育能力也有巨大伤害。

据了解，英国的这一研究分为两部分。首先，研究人员访问了 471 名母亲，其男婴患有尿道下裂，以及 400 多名健康男婴的母亲。对她们的职业、健康状况和生活习惯进行分析后发现，在妊娠前期 3 个月频繁接触发胶的孕妇，其男婴患尿道下裂的概率是其他男婴的 2~3 倍。同时，研究人员还对近百名成年男性进行了调查，发现长期使用发胶的人，其精子活力、数量明显低于其他人。研究指出，这可能是因为发胶中含有化学物质磷苯二甲酸盐，它会破坏男性激素水平。这一结果为化学物质对生育能力的损害提供了证据，但要证明两者间的联系还需要更深入的研究。研究者认为，女性妊娠后，应该减少使用化妆品、美容美发产品。同时还证明，在妊娠初期服用叶酸，可令男婴出现尿道下裂的风险降低 36%。

现代研究已经证明，防腐剂、塑料袋、美容美发用品等含有雌激素样作用的物质，它们会影响男人性腺发育，破坏内分泌轴的调控作用，导致激素水平异常。对于男婴来说，可能导致性腺发育不良综合征，包括尿道下裂、隐睾；对于成年男性而言，则可能诱发弱精子症和睾丸癌等。

19 准爸爸患上了糖尿病，应该如何面对生育问题

尽管 2 型糖尿病的发病年龄以中老年者居多，但近年来也有年轻化趋势，糖尿病的发病率也不断增加，再加上一些夫妻为了事业的发展而主动推迟生育时间，渐渐地准爸爸患有糖尿病的比例也在攀升，并妨碍了一部分男人实现为人父的愿望。有学者调查发现，40 岁以下男性糖尿病患者中，有 25%~30% 的人会发生不育。那么，糖尿病是如何损害了男人的生育能力？患有糖尿病的准爸爸们应该怎样面对自己的生育问题呢？

糖尿病是如何导致男性不育的

糖尿病可以通过多种途径和机制影响男性的生育过程，主要是引起睾丸内的精子发生障碍和男性的多种性功能障碍，从而损害男性的生育能力。

（1）造成生殖内分泌激素分泌功能障碍：糖尿病患者胰岛素缺乏，使得睾丸内的间质细胞和垂体前叶细胞内的糖的利用发生障碍，致合成性腺激素和

促性腺激素的功能受损，血中相应的激素水平降低。

（2）直接损害精子的发生及运动能力：糖尿病患者常常伴有睾丸小动脉疾病及附属性腺血管的病变，使睾丸产生精子的能力衰退，并损害了相应腺体的分泌功能，精液量和成分发生改变，直接威胁到精液内的精子，引起不育。有研究者观察到糖尿病患者生精上皮发生退行性变，精子数减少，死精子明显增多。此外，糖尿病让男人的胰岛素减少或缺如，使得精子活动需要的能量来源不足，严重地影响精子活动度。

（3）诱发勃起功能障碍：糖尿病已经成为许多男子勃起功能障碍（俗称阳痿）的一个公认病因。糖尿病时产生的血管硬化也可以波及阴茎海绵体的血管，阴茎海绵体动脉以及各个分支小动脉因此而变得狭窄和僵硬，使得在勃起过程中不能有满意的充血过程，便可影响阴茎的勃起功能。糖尿病性的神经病变也让男人的阴茎勃起反射变得不敏感。此外，治疗糖尿病所使用的某些降糖药物、男性对疾病所产生的焦虑和抑郁等，都对性功能的正常发挥十分不利。

（4）导致射精障碍：糖尿病所造成的损害程度以及个体的差异，比较常见的射精障碍是射精困难和不射精。糖尿病可以造成全身血管系统的病变，包括维持阴茎勃起的动脉和静脉血管的病变，因而有时难以达到射精所需要的对阴茎的刺激强度，尤其是在体力和精力不佳的时候，偶尔出现不能射精也就在情理之中。此外，糖尿病患者的血管病变可以造成组织营养的障碍，同样可以影响到发动射精的支配神经，也是其出现射精困难和不射精的重要原因。盆腔交感神经系统是控制射精时膀胱颈部括约肌的关闭，若糖尿病累及这部分神经的功能，会发生逆行射精，即精液从"后门"直接进入到膀胱内。

患有糖尿病的准爸爸们的对策

（1）首先确定一下自己的生育能力是否已经受到了伤害及其严重程度：精子是男性生育的种子，精子的数量和功能不佳是造成男性不育的主要表现形式。实际上，评估男性的生育能力是一件非常简单的事情，你只要到医院接受精液的常规检查，看看自己的"孕种"状况到底怎样了，就一清二楚了。如果你还希望了解一下内分泌激素情况，可以通过早晨空腹抽血化验即可明确。相关激素中检测比较重要的激素包括：促卵泡激素（FSH）、黄体生成素（LH）、泌乳素（PRL）、睾酮（T）和雌二醇（E2）。

（2）积极治疗糖尿病，坚持控制血糖：积极地控制血糖，尽可能地减少糖尿病对血管和神经系统的持续损害作用，是恢复糖尿病患者睾丸功能和正常性功能的主要手段，部分患者单纯依靠这种方法就可望获得生育能力的维持或自然恢复。

（3）从日常生活出发，改善生育能力：改变不良的饮食习惯，戒烟戒酒，配合强健性与生殖能力的饮食调整也有一定的作用。一旦你的情况比较严重，如估计单纯依靠饮食调整对精子的功能改善难以奏效或根本无效，顽固的勃起功能障碍或射精障碍等，必要时可以考虑寻求专业医生的帮助。

20 前列腺液检查白细胞超标，要不要紧

一些男性因为不生育而接受必要的检查，却意外地发现了前列腺的问题，如前列腺液的炎症反应等。不育男性普遍关注前列腺液，多次检查白细胞数量显著增加要不要紧？是否有传染性？该怎么治疗？用抗生素治疗对身体有害吗？不治疗是否可以？等一系列问题。

经过多次检查的结果估计不会有太大的误差，前列腺按摩液（EPS）内白细胞数量的增高并超过目前医学界给出的正常范围，就会担心前列腺炎的炎症对生育不利。但是，近年来的诸多研究结果发现，EPS内白细胞数与患者是否存在细菌感染无相关性，与有无临床症状及其严重程度无关，对选择治疗方法的参考价值及治疗反应的预测意义不大，也与预后没有明显关联。因此，对EPS内白细胞增高在前列腺炎中的作用和意义有待重新评定。

近年来，对慢性前列腺炎患者的生活质量问题越来越引起重视，使得对前列腺炎的治疗侧重点有所改变，由于只有5%～10%的慢性前列腺炎可能是细菌感染所致，根据培养出来的致病菌的药物敏感性选择抗生素治疗，一般也仅主张使用4～6周；绝大多数（90%以上）是非细菌性前列腺炎，与细菌感染无关，因此长期大量使用抗生素没有道理。

俗话说：是药三分毒。任何治疗药物都可能具有一定程度的不良影响，抗生素更不例外。慢性前列腺炎可能存在多种病因和发病机制，其治疗的目的主要在于全面改善患者的生活质量，包括改善症状、改善躯体不适及精神状态，

因此在选择治疗方法时多采用综合疗法，临床上多倾向于根据病情及个体化的原则，同时选择多种疗法的综合治疗措施，从不同的角度，根据不同的发病环节进行针对性治疗。经常采用的治疗药物包括：α受体阻断剂、肌肉松弛剂、非甾体类抗炎药（NSAID）、植物制剂、免疫治疗、抗胆碱能类药物、抗抑郁药、镇痛药、介入与微创治疗等。

有学者发现，在20%~30%的健康成年男性的前列腺液内存在超过正常标准的白细胞，可以诊断为无症状的前列腺炎，即美国国立卫生研究院（NIH）最新分类的Ⅳ型前列腺炎。对于这部分人，前列腺内的炎症到底有多大意义还不清楚，多数学者认为对人体没有明显伤害，原则上是不需要进行任何治疗的，只有在他们因此而不能生育或中老年男性在筛查前列腺癌中发现前列腺特异抗原（PSA）增高时才需要给予关注。如果你仅仅发现前列腺液内有超标的白细胞却没有任何前列腺炎的相关症状，就可以完全不必在意前列腺内的炎症问题。

21 男人不生育，别总是冤枉前列腺炎

前列腺炎与生育力的关系还没有完全阐明，有些患者果然受到该疾病的影响而不能自然生育，并因此给许多中青年慢性前列腺炎患者造成了较大的精神负担。为了明确两者是否存在因果关系，笔者组织国内7家医院的男科医生联合进行了大规模的临床调查，结果发表在2004年的《中华医学杂志》。我们选择因男性不育来医院看病的患者，详细询问前列腺炎相关病史和临床症状，通过直肠指诊前列腺、前列腺液和精液分析，结果发现慢性前列腺炎在男性不育患者中相当普遍，在534例男性不育者中诊断慢性前列腺炎209例（39.1%），同时发现慢性前列腺炎可以增加不育男性精液不液化的发生率（22.7%），明显高于无前列腺炎不育患者的发生率（14.3%），但是对精液的其他参数没有明显影响，说明前列腺炎对生育能力影响不大。

前列腺炎与生育力都是男性发生率较高的疾病，自然而然地将两者直接挂钩也在情理之中，一些医生也将寻找男性不育的病因牢牢地锁定在了前列腺炎上，并进行了大量的检查和长期治疗，其中许多情况看来是有些过分了，给中

青年慢性前列腺炎患者造成了较大的精神负担和经济支出，并可能因为大量使用抗生素而进一步降低了生育能力。个别青年人甚至因担心前列腺炎影响婚后的生育而不敢结婚。

实际上，绝大多数男性不育患者中存在的慢性前列腺炎都比较轻微，尽管个别人的前列腺的炎症可以很严重，但生育能力却可安然无恙，婚后因前列腺炎而不育者仅占极少数，说明慢性前列腺炎对绝大多数患者的生育能力影响不大，而且慢性前列腺炎是有希望治愈的，患有慢性前列腺炎的青年不必过分担心。从简单的流行病学研究就可以看出，不育症的患病率仅约10%，其中因为男性因素不生育的约占一半，所以因为男性问题造成不育症的实际发生率约5%，而慢性前列腺炎的发病率为4%～16%，个别研究认为达到25%左右，男性一生中将有50%的机会遭遇前列腺炎。以前列腺炎的发生率25%为基础来讨论，即使男性不育症完全是由于慢性前列腺炎所引起，也仅有1/5的患者会导致不生育。尽管前列腺炎可通过多种途径影响男性生育力，我们也观察到男性不育患者中前列腺炎的发生率较高（39.1%）。但众所周知，男性不育症的病因十分复杂，绝对不仅仅是由前列腺炎这一个疾病所引起，而且在临床实践中我们发现，前列腺炎在男性不育症中的作用并不十分重要，其中的奥秘还有待深入研究，然后才能够很好地做出解释，男性不育者还应该多从其他病因方面加以考虑，而仅仅将前列腺炎看做是男性不育的伴发因素，进行对症处理就可以了。

22 | 没有孩子，未必都要拿精索静脉曲张开刀

愁眉不展的小文夫妇坐在医生对面，手里拿着病历和厚厚的各种检查报告，焦虑不安地询问医生："我们结婚8年了，一直没有孩子，妻子检查基本正常，是我的精液有问题，还发现有左侧精索静脉曲张。结婚这几年不停地看病，自己挣的钱都贴进去了，还向双方的老人求助过，虽然吃了很多的药物，但是没有任何效果，而且精液变得越来越不好，到现在只剩下几个精子了，看来我的生育希望实在是太渺茫了。也曾经有医生劝我做手术治疗精索静脉曲张，但我们始终拿不定主意，况且也没有任何疼痛不适的感觉，就这么拖了多

年，看来真是精索静脉曲张让我绝了后。你能详细告诉我，精索静脉曲张到底是怎样的一个毛病吗？对男性生育的影响有多大？"

精索静脉曲张，都不能生育吗

医生解释说：精索静脉曲张的患者，可以在阴囊内摸到一团条索样的东西，有人会描述成蚯蚓状、鱼子状等囊性的可压缩的东西，严重者可以直接"看"到阴囊局部饱满坠胀，进一步通过 B 超检查可以做出诊断（图 11、图 12）。这是男性的一种常见疾病，一般人群中的发生率在 15% 左右，在男性不育患者中精索静脉曲张的发生率可以接近 40%。

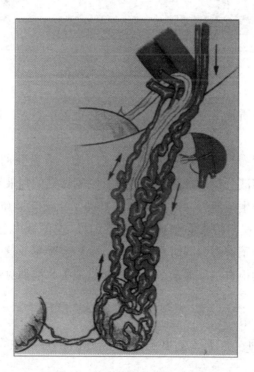

图 11　精索静脉曲张模式图

判断精索静脉曲张患者的生育能力，关键在于检查睾丸的损害程度，可以通过简单的睾丸检查和精液分析来判断。对于不生育合并精索静脉曲张者，如果精液检查结果正常，可以暂时不考虑手术治疗，每 3~6 个月定期进行精液常

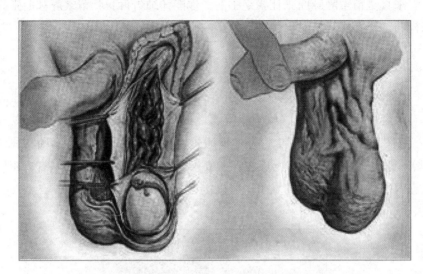

图 12　精索静脉曲张外观

规检查。只要精液质量没有明显变化，可以一直观察下去，并注意寻找其他的不生育因素。

小文接着话茬："那请你帮助我检查一下吧，看看我的情况是否很严重。另外，这几年的精液分析报告都在此，还有刚刚做完的精液结果，你看看吧！"

检查小文的外生殖器后，医生又详细翻阅了精液化验单，最后告诉小文："你的情况并不乐观，精索静脉曲张相当严重，左侧睾丸已经明显萎缩变小了，而且质地也软了许多，同时右侧的睾丸也已经受累。这几年的精液质量越来越糟糕，近期的检查结果显示，在高倍显微镜下只能偶见精子。"

应选择适当的手术时机

小文探询地问："那么，我有精索静脉曲张且不生育，可以考虑做手术吧！"

不生育伴有精索静脉曲张者，在下列情况下需要考虑接受手术治疗：精索静脉曲张的患侧睾丸与对侧睾丸相比明显变小、质地变软；精液常规检查异常，尤其是在连续多次检查出现精液质量每况愈下的情况。

"做了手术就可以有孩子了吧？"妻子关切地问。

总体上讲，在手术后 1 年内，患者精液常规检查的改善情况可以达到

50%~70%，能使妻子自然妊娠的占 30%~50%，手术后配合适当的药物治疗可以提高精液的质量和妻子的自然妊娠率。但是，部分经过手术治疗的精索静脉曲张者，在经历了若干年以后，仍然没有子女，其可能原因是：手术时机选择过晚，精索静脉曲张造成的睾丸进行性损害难以恢复；同时存在其他影响生育的因素没有去除；妻子有影响生育的因素；有现代医学还没有认识到的潜在因素影响生育。文先生的情况比较严重，即使是做了手术，预后也不会太好，很难恢复到自然生育的程度。

沮丧明显地写在了这对夫妇的脸上。"那么，难道除了做手术就别无选择了吗？"

不能手术，还可选择试管婴儿

医生安慰小文夫妇：你们治疗的目的就是要生育一个孩子，既然选择手术治疗精索静脉曲张就几乎没有恢复自然生育的可能，那么选择实验室技术解决生育问题应该是不太困难的，现代的生育技术只要有一个精子就可以解决问题，即使是严重的男性不育患者也大多可以实现为人父母的愿望。

夫妻俩的心情顿时开朗了许多，细心的妻子转而关注起新技术的问题："我知道了，这是试管婴儿技术，但是听说成功率不是太高，对吗？"

目前，试管婴儿技术已经成为常规技术，治疗成功率在稳中有升，国内的成功率已经达到 30%~40%，结合胚胎冷冻等新技术，使得每个治疗周期的成功率有更大的提高。况且，一次不成功，还可以再次进行。

23 酒对男人做了些什么

谈到酒的问题时，许多男人（甚至女人也如此）常认为豪饮是男人的象征，酒精似乎已经成为考验现代男人胆气和能力的试金石，包括男人的生育能力和性能力。许多人相信酒精是性的刺激品和催情剂，并有"酒能助性"、"酒能让男人的性生活更持久"等说法。在男人遭遇性尴尬时，如早泄、不射精，甚至勃起功能障碍，往往"求助"于酒精的刺激，而这些男人中也确实有人因此重新享受到了愉悦的性感受。但事实上，过度酗酒可以让男人的性兴奋神经由兴奋而逐渐变得麻痹和抑制，可以引起性能力的降低，还可以引起男人生育使者——精子的损害。酒精是男人性能力和生育能力的最常见的杀手。

随着科学知识的不断普及，越来越多的男人开始考虑酒精对生育能力、后代发育以及自身健康的不良影响，尤其是那些生育"有困难"的男人们，自觉或不自觉地放弃了饮用烈性白酒，转而青睐低度白酒，尤其是啤酒，似乎啤酒可以达到满足自身欲望和不伤害健康的双重功效。

啤酒有健脾开胃之功效，很多人把它当做日常软饮料，甚至誉为"液体面包"，成为人们心仪的佐餐饮料。那么，大量饮用啤酒是安全的吗？在诊治男性不育症时常有患者问道：不喝白酒，饮用啤酒可以吗？实际上，啤酒的主要成分仍然是酒精，与白酒的主要成分（酒精）没有任何区别，只是量不同而已，大量饮用啤酒同样可以影响到男人的许多"大事"。啤酒中的酒精同样可以直接对精子"痛下杀手"，可以降低精子的活力与受精能力，甚至摧毁生命最娇嫩的"幼雏"。

饮酒过量，可以通过毒害睾丸等生殖器官，引起男性激素（雄激素）水平降低；还可伤及肝脏，引起肝功能异常，对雌激素的灭活作用降低，并因此而导致体内雌激素的蓄积，从而对抗雄激素的作用，让男人难以振奋起"雄风"。

生育需要男人的精子与女人的卵子相遇并结合，而这个结合过程需要精子释放一种酶（顶体酶）来溶解卵子的外膜，男人体内过高水平的雌激素可以让精子在还没有遇到卵子的时候就提前释放出顶体酶，等到真正需要的时候，却无可用的顶体酶来破坏卵子外膜，生育将变得无望。英国科学家近日发现啤酒中的异戊二烯基三羟黄烷酮（8-prenylnaringenin）可以模仿雌激素的功能，影响精子的受孕行动，从而直接影响男性的生育能力，这一初步发现有助于解释人类过去数十年生育率下降的原因。此外，酒精类饮料可以加速锌的排泄，经常酗酒的男人往往更加缺乏锌元素，而微量元素锌是保障男人前列腺健康和精子活动能力的重要成分之一。

作为一个男人，少量饮酒是无可厚非的，这可以让男人缓解白天的疲劳，放松紧张的情绪，缓解焦虑和内疚的心情，并确实可以让部分男人在性生活中有一定程度的"超常"表现，也不会对生育能力和身体健康产生任何不良影响。但如何把握一个合适的尺度，需要男人们嘴下留情，以免"病"从口入，贻害后代。酒精不仅可以让男人败"性"，还可以让男人绝"后"，千万不能对其寄予"厚望"。因此，酒嗜好应该节制或戒除，新好男人应该从此不再过度饮酒，当然也包括对啤酒的节制。

24 大量吸烟让男人的生育愿望成为泡影

随着世界上"烟民"的不断增加，吸烟对男子性功能的影响自不待言，其对生育能力的不良影响也越来越受到人们的关注。事实上，吸烟让许多男人绝了"后"，烟是男人生育能力的常见杀手，它不仅可以抑制"男人"激素（雄激素）的分泌，促进"女人"激素（雌激素）在体内积聚，还可以直接对精子"痛下杀手"，摧毁生命最娇嫩的"幼雏"。香烟的烟雾及其他有害物质会引起睾丸萎缩，阻止精子的发生，并改变精子的形态，这种作用具有量-效和时-效的关系，中、大量吸烟者和长期吸烟者的精液质量显著下降，附睾中的精子数量明显减少。美国权威杂志《生育与不育》发表的文章表明，吸烟可以使健康男子的精子（生育使者）浓度降低 23.8%。烟草内的尼古丁浓度 $\geqslant 1\text{mmol/L}$ 时，还可以让"苟延残喘"的精子显著降低活力与受精能力。因此，吸烟让许多男子为人父的愿望成了泡影，有吸烟嗜好的男人们应该节制或戒除这个习惯，千万不要为了自己的癖好而虐待数以亿计的小生灵，也让自己难以传宗接代。

此外，食用酒类、辣椒等辛辣食品对前列腺和尿道具有刺激作用，可出现尿道不适或灼热症状，并能够引起前列腺的血管扩张、水肿和抵抗力降低，容易诱发前列腺炎或者使前列腺炎难以治愈。在这一点上，吸烟与辛辣食品具有同样的效果，只不过其程度稍低下罢了。

所以，要想维持夫妻间良好的性生活，让性能力能够健康地维持得更长久，同时保持一般健康状况和生育能力的"长治久安"，及早戒除吸烟习惯是男性"烟民们"值得认真考虑的选择。不吸烟或尽量少吸烟既是好男人的时尚标志，又有益于男性身心健康。细心的主妇可以让家庭内的香烟悄悄地消失，而代之以口味丰富色彩斑斓的小食品，如水果和瓜子等，这样做的结果是：既不伤害夫妻感情，又可以保护丈夫的身体健康。

25 手机放裤袋，精子减三成，宁可信其有

作为信息时代的高科技产品，手机已进入人们工作和生活的各个领域，使用手机的人越来越多了，甚至一个人可以有多部手机。使用手机时的无线电波或多或少地会被人体吸收，造成了对人体的手机辐射。手机发射出来的辐射和自然界的可见光、医疗用的 X 线以及微波炉所产生的微波，都属于电磁波，只是频率各有不相同。电磁辐射无色、无味、无形，可以穿透包括人体在内的多种物质，而人们很难觉察到。手机对大脑的影响已经引起了广泛的关注，它会对人的中枢神经系统造成功能性障碍，引起头痛、头昏、失眠、多梦、脱发、面部刺激感等症状，甚至怀疑手机辐射可以导致脑瘤。而手机对男人生育能力的潜在影响还没有引起足够的重视，近来的研究发现，长期使用手机对精子产生和男性生育能力都有负面的影响。如何将其危害程度降到最低，成了手机用户最关心的话题。

携带手机者经常喜欢将手机放在离身体就近的地方以方便使用，这将对相应部位的健康构成潜在的威胁，如将手机挂胸前会对心脏和内分泌系统产生一定影响、放枕头边会对大脑构成伤害、挂在腰部和塞在裤子口袋内则对精子威胁最大，因为裤袋是睾丸的近邻。

睾丸组织对电离辐射十分敏感，可以造成睾丸生精功能的一过性或永久性损伤。虽然手机的电离辐射量比较小，但是长时间携带手机的日积月累效应就不可小觑了，对于精子这种微小且脆弱的生殖细胞所造成的伤害也许将是它所无法承受的。匈牙利科学家新近对 231 名男性进行了 13 个月的研究，结果发现经常携带和使用手机的男性，手机释放出的辐射会使男士们的精子数目可减少多达 30%，这将极大降低受孕的概率，表明男性生育能力可能因为手机发出的辐射受到影响。手机的辐射电磁波还将会改变细胞的遗传特性（DNA），这将不仅降低男性的生育能力，一些存活的精子还可能出现异常情况，一旦这些突变的精子成功受孕还将威胁到后代的健康状况。英国的科学家和动物学家指出，手机发出的电磁波是造成麻雀大量减少的罪魁祸首，电磁波不仅会干扰麻雀找路的能力，还可影响动物的精子数量和排卵功能。

上述的研究结果虽还不是最终的结论，但在手机辐射对生殖能力影响还没有明确说法之前，人们对于手机的辐射问题是宁可信其有，不可信其无，这毕竟是关系到男人"传宗接代"的大事，马虎不得。

为了减少或杜绝辐射源的辐射泄漏，应选用有进网许可证的手机，并配有合格手机电磁波防护套，进行非闭合屏蔽，一般防微波有效率为80%左右。使用手机时应该将其放在与人体稍远一点的地方才比较安全，并尽量避开身体比较脆弱的部位，如睡觉时也注意不要把手机放在枕头边，莫把手机挂在胸前，还没有完成生育任务的男士应该将手机远离裤袋和腰部。身边有普通电话应尽量不使用手机。当使用者在办公室、家中或车上时，最好把手机摆在一边。外出时可以把手机放在皮包里，这样离身体较远。使用耳机来接听手机也能有效减少手机辐射的影响。

手机的微波40%被机体吸收到深部，使器官发热，而人无感觉。然而手机的辐射强度并不是均匀一致的。一般来说，手机待机时辐射较小（以往认为处于开机备用状态下的手机，短距离的讯号传送不会造成危害，现在发现对人体也可以产生危害），通话时辐射要大一些，而手机接通瞬间释放的电磁辐射最大，是待机时的3倍左右。因此，接电话时最好先把手机拿到离身体较远的距离，在手机响过一两秒后或电话两次铃声间歇中接听电话，并尽量减少通话时间，长话短说，更不要用手机聊天。

手机使用者在饮食上多食用富含优质蛋白质、磷脂、B族维生素的食品，对人体也具有一定的保护作用。

26 热水坐浴可能"洗"掉你的后代

很多医生在诊治慢性前列腺炎时，以及其他盆腔感染充血性疾病时，常常会让患者在进行常规治疗的前提下，进行适当的热水坐浴，甚至不进行任何特殊治疗而把热水坐浴作为治疗的唯一方法。

热水坐浴可以使患者的局部温度增高、使肌肉松弛、血管扩张、血液循环加快，促进局部炎症渗出物的消散与吸收，并可以使患者感到温暖舒适，缓解临床症状。

热水坐浴无需特殊设备，患者在自己家里就可以进行，简单方便，是治疗慢性前列腺炎有效的辅助措施。具体方法是在大盆里加入接近半盆的水，患者排净大小便后，将臀部坐在盆里。一般水温要求在 40～42℃，每次坐浴 15～30 分钟，中途可以加入热水以维持水的温度，每日坐浴 1～2 次，坚持治疗到前列腺炎治愈为止。

但是由于热水坐浴可能对患者的睾丸产生不良影响，一般对未婚和未育的青年男性是应该禁止的，因为长时间的热水坐浴会使睾丸温度增高，从而妨碍睾丸的生精功能，严重者还将造成睾丸其他功能和结构的改变，使睾丸从此一蹶不振。此外，这种获得性的睾丸损伤，可能导致睾酮分泌减少，有可能使中老年男性雄激素部分缺乏综合征提前出现，因而对一般的慢性前列腺炎患者采用热水坐浴也应慎重。

实际上，生活中的高温造成对睾丸的损害更加常见，且容易被人们所忽视。如长时间的全身发热性疾病、长期接触高温的工作（厨师、锅炉工、电焊工、铁匠、高温工作者、长途汽车司机等），甚至长期的桑拿浴和紧身内裤都可以使睾丸的温度增高，对睾丸制造精子十分不利。"热"，封杀了太多男人的"传宗接代"的梦想，让太多的男人"绝"了后。

27 睾丸经常受到撞击，会不会影响生育

许多男性都喜欢运动，其中一些甚至可能带来很大的刺激感觉，同时也可能带来损伤。如篮球运动员在运动中冲撞在所难免，激烈时甚至连"它"也被殃及，是否会因此而造成不育呢？这往往成为新婚夫妻共同关注的事情。

男人的睾丸是男人之所以成为男人的最重要特征，男人的许多第二性征，如胡须、喉结、体毛、阴毛、生殖器官等的出现与发育，都离不开睾丸的"努力"工作。肩负着如此重任的睾丸，为了保持较低的温度，以维持合适的环境来生产精子，男人们将睾丸"悬挂"在体外是必要的。但是，孤悬于外的睾丸很容易受到伤害，男人必须对其加倍小心和爱护。

首先不要"碰"到睾丸：睾丸很敏感，对于平时的轻微触摸都会觉得不舒服，就更不要谈强烈的碰撞了。睾丸若受到撞击，会妨碍里头的血液供应，

严重者甚至可以引起睾丸发炎，最终还容易导致睾丸组织坏死。

其次不要让睾丸"旋转"：睾丸是依靠精索而悬吊于阴囊内的，精索内有供给睾丸营养的血管，若睾丸在阴囊内发生扭曲和旋转，就像人的脑袋被拧了2~3圈一样，很难有"生还"的机会。

运动员经常有剧烈的冲撞等行为，实在是难以让睾丸幸免于难，因此可能存在较多受伤害的机会。但是也不是所有的运动员都会遭遇类似的尴尬，只要在生活中多加注意，是应该可以避免的。同时，一旦发生睾丸碰撞或旋转的情况，应该及时救治，以免丧失良好的治疗机会，并可能将撞击带来的伤害程度降低到最小。

28 急性睾丸炎带来的伤害

男人的"命根子"发炎可不是一件小事情，且不可等闲视之。睾丸炎可由各种致病因素引起，比较常见的是由于细菌感染和腮腺炎性的睾丸炎。由于急性的炎症可以伴随着睾丸和附睾的肿大，而在炎症愈合后，制造精子的小工厂（曲细精管）可发生病变，使制造精子的细胞减少，一般在感染后的数月至数年内发生睾丸萎缩，严重地影响精子发生和成熟，患者常因无精子或严重的少精子而不育。一个睾丸受累时，精子浓度可正常或轻微减少，但可以保留生育功能。睾丸的损害有时可以是很严重的，还可以使男人的激素分泌功能受到影响，导致性功能减退和第二性征退化。所以，急性睾丸炎的早期科学处理可以减少对生育能力和性功能的损害。

为了避免产生让人不愉快的结果，发生急性睾丸炎时应该早期卧床休息，避免体力活动，禁止性生活，患侧阴囊抬高并可以进行局部热敷。

对于细菌性睾丸炎患者全身使用抗生素治疗具有明显的效果，对于其他种类睾丸炎的治疗效果要差一些，但是也可以预防继发性感染。最好选择静脉给药途径，一般应用1~2周。在疾病的早期，由于产生睾丸炎症临床症状的主要原因可能与睾丸的自身免疫损伤有关。因此，建议在有效控制感染使用静脉途径给予抗生素的情况下，同时小量、短期地配合应用糖皮质激素，具有良好的止痛作用，并可能有效控制睾丸的自身免疫性损伤，在很大程度上避免了治疗 1~2 个月之后可能出现的不同程度的睾丸损伤，保护睾丸的生精功能。

29 只有一个睾丸，我该怎样面对

只有一个睾丸，是个问题

昨天晚上，我们几个男生在宿舍里聊天，不知不觉谈到了生理知识。一哥们突然问道："你说这个世界上有没有男的有两个蛋蛋?!"话音刚落，我们宿舍里一下子沉寂了，其余人都不敢做声！我们互发短信沟通："要不要告诉他真实状况?"告诉他真实状况以后，会不会从此改变他的人生观和价值观？

一个睾丸的男人将怎样面对生活是一个很现实的问题。担心自己是否会像太监一样的无能与短寿？能否同别人一样正常生育？生育的孩子是否会有"毛病"？等。无数的问题和无限的烦恼往往让他们无所适从。网络带给我们很大的自由空间，也带来许多话题和思索，刚刚看到的这则帖子觉得挺有意思，答案不言而喻。然而，会意一笑后，不禁在想：单睾丸者应该还有不少，他们或许也像此哥们一样未意识到这是个问题；或者一旦发现问题，便引发轩然大波，甚至灾难性打击。

脏器成对很有必要

实际上，人体有许多器官都是成对配置的，以维持人类的重要功能，如四肢、眼睛、耳朵、肺、肾等，当然也包括男女的性腺（睾丸和卵巢），以保障人类繁衍的重任。

人类在漫长的进化过程中形成的各个组织器官都具有一定的功能，都是人类赖以生存和发展所必需的。这样配置器官的意义在于，一旦其中的一个器官丧失了功能，或者因为疾病、手术、外伤等而"丢失"了，另外一个脏器会主动担负起双侧脏器的任务，出现代偿性的容积增大和功能增强，或至少部分代偿，来维持人体的正常运转。

另外一个睾丸怎么了

既然健康男人的睾丸应该是成对的，一个睾丸的男人显然是不完整的，也是不正常的，甚至对健康有潜在的危害，必须给予高度重视。导致睾丸缺失的主要原因无非是先天性的一侧睾丸没有发育，睾丸的炎症等疾病导致的睾丸萎缩，因为外伤、手术等因素意外丢失，或睾丸下降过程受阻而出现的隐睾症。

先天性的一侧睾丸不发育十分罕见；睾丸的炎症、外伤、手术等因素造成的一侧睾丸丧失，是可以自我感觉到的，也必定给予过高度重视；而一侧隐睾症则是比较多见且容易被忽视的。

丢失的睾丸需要"缉查"

仅有一个睾丸的男性，通常不会有任何明显的临床症状，就如同前述的这位哥们一样，可以完全没有意识到自己的问题。但是"丢失"的睾丸需要排查，如果是真的没有发育或被切除掉，倒也不必担心；一旦隐藏在体内，却可带来潜在的危害。

在一侧阴囊内没有发现睾丸，不等于没有睾丸，最可能是隐睾症。睾丸没有在它应该在（阴囊内）的岗位上，而是在"肚子"里安了家，医学上称之为隐睾症。造成睾丸"有家难回"的原因可以是多种多样的，但无论是何种原因，均可以因为腹腔里的较高温度而影响睾丸发育，导致生精和分泌雄激素等功能障碍，甚至可以引发睾丸癌，隐睾恶变成睾丸肿瘤的概率比非隐睾人群高 18~40 倍，成为人体内的定时炸弹。

寻找"丢失"的睾丸，需要在腹腔内展开，以确定睾丸的去向，可借助辅助检查仪器来实现，B 超和 CT 是首选方法，必要时可采用腹腔镜探查。判断隐睾是否发生了癌变等问题，需要筛查甲胎蛋白（AFP）和 β 绒毛膜促性腺激素（HCG）。B 超、CT 和腹腔镜检查在鉴别睾丸是否发生癌变中也有重要作用。

独"蛋"亦英雄

成年男人的睾丸功能主要包括分泌雄激素来维持男性特征以及产生精子来保证繁衍后代。"丢掉"的睾丸基本上功能都丧失殆尽，但是"健在"的睾丸是否健康，能否承担起维持正常生理功能的全部职责，还有待考究。所以，还需要对其功能状态进行分析。问题的关键是要判断这个仅有的睾丸是否真的具有正常功能，简单的精液常规分析和生殖激素测定就可以基本回答这些男人所关心的问题。

通常来说，只要很小的睾丸容积，就可以产生足够日常生理需求的睾酮。睾丸具有较强的代偿能力，这使许多仅有一个睾丸的男人，只要健在睾丸的功能是正常的，雄激素分泌通常是正常的，足以维持男人的性欲和性反应能力，仍然具有男人的"最重要特征"，就不必担心自己会像古代的"太监"一样的"无能"。

值得注意的是，健在睾丸的生精代偿能力与对侧睾丸发生丢失的时间关系密切。先天性的一侧隐睾患者，以及青春期前因睾丸肿瘤等进行一侧睾丸切除者，对侧睾丸的代偿启动早，代偿能力较强，睾丸多可正常发育，甚至多数还表现出代偿性的增大，以弥补缺失一个睾丸对机体的影响，患者成年后的生育功能基本不受影响；青春期后才丧失一侧睾丸的患者，对侧睾丸的代偿潜能要明显降低，睾丸容积多不增大，虽然精液常规检测指标并没有因一侧睾丸切除出现减半，但多较两侧睾丸存在时有明显降低。有人统计了隐睾患者的生育情况，发现60%~70%的单侧隐睾者仍然可以具有自然生育能力；而30%~40%的男性，虽然也有一个睾丸，但由于这个睾丸已经受到了不同程度的损伤，往往表现为少弱精子症，甚至无精子症，不太可能自然生育了。

值得庆幸的是，现代的生育技术很强大，可以帮助几乎所有严重的男性不育患者实现为人父的愿望，理论上只要有1个活精子，就可以通过试管婴儿技术，让他们获得后代；而性功能的康复也可以通过激素替代和其他方法获得满意结果。此外，丢失一个睾丸，属于发育问题，通常是由于机械因素或内分泌因素所致，与遗传关系不大，绝大多数不会遗传给下一代，还可通过遗传分析来筛查和排除。所以，完全不必为了仅有一个睾丸而忧心忡忡，独"蛋"亦英雄。

30 都是染色体异常惹的祸

我们每一个人都有 23 对染色体，染色体控制了我们全身的生长发育，就像社会中的指挥部一样，是人体的核心和中坚力量，向其他机构发布命令。其中的 22 对常染色体控制着一般的性状，1 对性染色体控制着我们的性器官和生育能力，男性的性染色体是 XY。染色体上控制人体性状的片段叫基因，我们已经发现了大量的精子正常发生所必需的基因。决定某一个性状的遗传物质（基因）都是成对存在的，分别从父母双方获得，只有这成对的基因都出现问题，才表现为疾病状态，叫隐性遗传病。有一些智能低下、先天性聋哑、先天性代谢性疾病等可能是由于常染色体的隐性遗传病所致，对人口的素质有着不良的影响。

无论是常染色体、还是性染色体的异常，如数量异常和结构异常，都可能影响到我们的生育能力，但主要是性染色体的异常与不育关系更加密切，2%~20%的男性不育可能与染色体异常有关。

我们当中的一些人，尽管外表看来是比较正常的，智能相当正常，也没有任何疾病，但其体内某些染色体可以是异常的，称之为"携带者"，是不可小看的人群。尽管这样的人在人群中很难觉察，但却可能将异常的染色体在家族中世代相传，这是潜在的遗传危险人群。一旦这种遗传异常的特性获得"表现"的机会，将会生出明显异常的后代。

妊娠时，受精卵（子代）从父亲和母亲各继承了一套（23 条）染色体，仍然形成了 23 对染色体。如果双亲中的一个是隐性遗传病患者，而另一个是健康的，则子代中无患者，却均是携带者；隐性遗传病患者与携带者结婚，子代中将有一半是患者，而另外一半是携带者；携带者与携带者结婚，子代中将有 1/4 患者，1/2 携带者，1/4 健康者。

人群中每种隐性遗传病的患者都是极其罕见的，但是携带者的数量却可以很大。外观正常的人群中，平均每个人都可能携带有 5~6 种有害基因。如果每个人随机地选择配偶，这两者携带相同隐性遗传疾病基因的机会非常少见；但是如果近亲通婚，这种相同的隐性遗传异常基因的携带者会明显增加，而且隐性遗传病越少见，近亲结婚后子代患病的相对风险越高。所以，当亲属中已经有某种遗传病出现时，近亲结婚的危害性更大，尤其应该引起警觉。我国婚姻法中明确规定，直系血亲和三代以内的旁系血亲之间禁止通婚。

由于这种遗传异常可以通过染色体分析而早期获得诊断，并且在计划要孩子前获得遗传咨询，在妊娠前进行遗传学诊断，并对发育的胚胎进行密切的监护，从而可以最大限度地避免遗传异常或发育异常后代的出生。

常见的性染色体非整倍性，如克氏综合征是由于多了 X 染色体，Y 染色体多了也可以导致不生育，以及缺失、插入、易位等染色体结构异常均可以导致男性不育。Kallmann 综合征的病因是 X 连锁的遗传异常，造成促性腺激素释放激素（GnRH）缺乏，患者表现为促性腺功能低下合并嗅觉缺失。对于希望进行辅助生殖技术治疗不育的特发性男性不育症患者，尤其是精子浓度低于 $5 \times 10^6/ml$，或双侧输精管缺如者，应该常规进行染色体分析，特殊患者还要进行高分辨显带技术的细胞遗传学分析。

看来，染色体异常惹的祸还不少。那么，哪些不育男人需要进行遗传检查？

对于生殖方面的许多检查项目，如精液常规分析和精子功能分析等，基本上都已经形成了共识和规范化的操作方法，但遗传学方面的检测方法却刚刚起步，还在探索阶段。而且，尽管遗传学分析在明确不育症的病因方面具有越来越重要的作用，但由于遗传学研究花费较大，且十分耗费时间，还并不是常规选择应用的，只有在某些特殊情况下，有许多基本征象提示患者的不生育可能与遗传异常有关，才需要接受相关的检查。这些基本的征象包括：

（1）精液质量严重异常

1）严重的少精子症和无精子症：与正常男性相比，不育男性的染色体异常率明显增高，约占不育男性的 2%，少精子症男性的 5%，而无精子症男性的则占 14%，严重少精子或非阻塞性无精子的男性不育患者，染色体异常的危险性是一般人群的 20 倍，而人类出生时的染色体异常率仅为 0.7%。从无精子症男性睾丸组织获得的精子细胞中有 50% 存在 DAZ 基因的微小缺失。所以，多数学者认为，对于精子浓度少于 $5 \times 10^6/ml$ 的男性不育患者，尤其是非梗阻性无精子症患者应该常规分析外周血染色体的核型。

2）畸形精子症：精子形态异常与精子染色体数目的异常明显相关，严重的畸形精子症患者具有较高的出生非整倍体核型子代的危险性。

3）白细胞精子症：白细胞精子症可以造成精子 DNA 的损伤，也应该接受精子 DNA 检查。

（2）不明原因的习惯性流产：临床确诊的妊娠大约 15% 发生自发性流产，流产物中约有 50% 的染色体异常，主要包括染色体三体（50%～52%）、X 染色体单体（15%～24%）、三倍体（15%～22%）、结构异常（4%～8%）和四倍体（2%～7%），染色体的非整倍体性异常几乎可以发生在所有的染色体上，占自发性流产相关的染色体异常的 70% 以上。

（3）生殖系统发育异常：先天性双侧输精管发育不全占梗阻无精子症的 6%，占男性不育症的 1%～2%，这种疾病患者常携带某种基因的突变，并导致致命的隐性囊性纤维化。

（4）特发性不育的病因诊断：特发性不育是指应用医学技术还不能发现与不育相关的任何疾病或异常。但是随着对不育病因认识的不断深入，以及诊断技术的不断提高，人们发现了许多以前诊断为特发性不育的患者，实际上也存在某种或某些异常，精子细胞核的 DNA 损伤等遗传异常就是其中的非常重要的因素。

（5）辅助生殖技术（ART）适应证的选择：试管婴儿时代，即使具有严重的精子发生障碍的遗传异常患者也可以生育后代，因此也具有将某种遗传异常传给子代的可能，而且生育率与受精率相比明显低下，性染色体的异常率明显增高。

（6）其他：精子染色质异常可以为外源性和内源性的众多因素所诱导。对于不良生活环境或不良生活嗜好男性遗传异常的检测，如居住在空气高度污染环境中、接触放射线或各种辐射、应用烷基化物、DNA 修复抑制剂、接触毒物或药物对生殖系统遗传特性的不良影响等的精子 DNA 损伤和染色体的非整倍体性，可以通过遗传分析而获得明确结果。

31 性功能与生育能力不是一码事

在日常生活中，许多男人经常将性功能与生育能力混为一谈，不能很好地区别两者。一些男人（甚至包括他们的女人）认为，男人的性功能越强壮，其生育能力也越旺盛，甚至还可能与生男生女有关。这让那些性功能不那么满意的男人忧心忡忡，产生了许多认识误区，甚至可能诱发危机。凭借想当然理解问题，必然会对婚后的夫妻生活带来不良影响，缺乏自信心，而这些都是男人出现和加剧性功能障碍的巨大危险因素，最终可能真的诱发性无能而造成不生育。

单纯凭借性功能的强弱来推断和联想到生育能力的强弱完全是心理上的自我评价，与事实不符。没有性活动是不能生育的，这点大家都知道，但是对于那些有性活动（甚至性功能十分强劲）的男人也不一定都能够具有生育能力。在男科门诊患者中，绝大多数求治不育的男性的性功能是正常的，但他们却依然为难以繁育后代而苦恼。实际上，性功能的强弱只决定了男人主动参与性活动的积极性及其在性活动过程中的表现，却并不能替代生育能力。一个健康男人，只要具有发育良好的生殖器官、健全的性心理、完整的血管系统、正常的神经内分泌活动及必要的性知识和性技巧，就具备了具有正常性功能的基本条件。但是对于男人的生育能力来说，单纯具备这些还是不够的，男人的生育能力主要决定于睾丸内的精子数量及其质量，只有当男人具有一定数量（几千万，甚至上亿）的形态正常且具有相当水平"战斗力"（活动能力良好）的精子，才能具有自然生育能力。

因此，性功能与生育能力是密切相关的，性功能是实现生育愿望的过程，是男人生育能力的基本保障和前提，而睾丸产生的精子才是生命的种子和男人生育的根本。就如同农民在种地过程中的播种与种子开花结果是一样的道理，播种只是过程，而硕果累累是种子的功劳。至于生男生女，尽管可以受到某些内外因素的影响，基本上也是完全的自然随机选择，与性功能强弱没有任何关系。

由此看来，一些性功能良好的男人未必各个都有"真货"（精子），也可能是外强中干；而那些性功能不太强劲的男子，由于对生育知识的认识不足导致的自卑，盲目地担忧自己的生育能力是没有科学依据的，完全是自寻烦恼，大可不必。

32 勃起功能障碍是否影响生育？
应该怎么办

勃起功能障碍（ED）患者，由于可能影响到男性生育的重要环节（将精子排放到女性的生殖道内）而需要进行生育前咨询。实际上，绝大多数的 ED 患者属于轻中度的 ED，他们仍然可以完成性生活，尽管性生活质量不高，但只要精液的质量正常，并不会影响到生育能力；只有严重的 ED 患者，由于不能进行正常的性生活，不能完成阴道内插入和射精过程者，不能将精液排入女性生殖道内，使精子和卵子不能相遇，才会遭遇生育困难，影响配偶妊娠，需要在孕前全面咨询与诊治。

ED 患者的生育前咨询，除了要让患者了解如何治疗 ED 外，最好是在生育前治愈 ED，为健康和自然地生育后代扫除障碍。更为加重要的是，要告诉他们如何获得生育能力，尤其是在直接改善性能力难以达到满意疗效时，如何选择其他方法，以实现生育的目的。

对于出现 ED 的患者，首先应该明确产生 ED 的病因，尤其是精神心理性因素。解除精神负担，进行心理疏导可能使部分 ED 和早泄患者康复。例如，有的 ED 是因为性交过于频繁造成的，节制性生活次数，逐渐可以恢复的，同时采用药物疗法和物理疗法相结合的方法进行治疗，可以获得良好的临床效果。

此外，也可以在专科医生指导下选用磷酸二酯酶抑制剂（万艾可、艾力达、希爱力）、阴茎海绵体血管活性药物注射（ICI）、负压吸引装置（VCD）以及内分泌药物等进行治疗。

为了获得生育能力的备选治疗措施。对于生育前的部分 ED 患者，尤其是那些难以获得理想疗效，仍然难以完成性交的严重 ED 患者，特别是年龄偏大的 ED 患者，情急之下难以直接解决性功能问题，而他们要求解决生育的愿望又十分迫切，快速解决生育问题也迫在眉睫，在检查精液质量正常的前提下，可以考虑在医生的帮助下，通过实验室的办法收集精液，预先冷冻精子，借助于辅助生殖技术来解决生育问题。或采用手淫法获取精液，自行在家庭内进行人工授精。如果此时患者的精液质量存在异常，则需要按照男性不育的治疗方法进行治疗。首先解决了生育问题的患者，由于解除了后顾之忧，反倒有利于患者在后续进行的性功能康复治疗。

33 早泄是否影响生育？应该怎么办

绝大部分早泄患者可以将精液排入女性生殖道内，如果精液质量是正常的，也可以使卵子受精，正常生育；一小部分早泄患者，因难以将精液排放到女性的生殖道内，而导致不育，需要进行生育前咨询。

但是，一般程度的早泄问题并不太会影响患者的阴道内射精，对于绝大多数早泄患者来说，他们仍然可以完成性生活的全过程，只要能够将精液射入到（或排放到）配偶的阴道内，无论阴道内的射精潜伏期有多么短暂，只要精液的质量正常，并不会影响到生育能力，完全不必为生育问题担心。而相当多的早泄患者却不了解这一点，并徒增烦恼。

对于出现严重早泄的患者，首先应该明确产生早泄的病因，尤其是精神心理性因素。解除精神负担，进行心理疏导可能使部分早泄患者康复，并实现自然生育的愿望。

当患者的早泄问题非常严重，阴茎在没有插入阴道前就发生射精，并且经过强化治疗后仍然难以完成阴道内射精时，由于情急之下难以直接解决性功能问题，而要求解决生育的愿望又十分迫切，可以先考虑通过实验室的办法收集精液，如采用手淫法获取精液，进行人工授精来解决生育问题。这个过程可以教给患者自己在家里完成，在女性的排卵期（可以通过多种方法监测，必要时请妇科医生帮助完成）。

三、

排查
不育的因素

34 | 不育男人，首先清点生殖器官

对于不育症，男性朋友不要草木皆兵。检查过程比较简单，就像种地需要种子一样，男性不育重点查精子。如果精子质量很好，而且能够有正常的性生活，没有勃起功能障碍（阳痿），没有逆行射精，那么生育的问题是不大的。如果曾经有过"前科"，如患过睾丸炎、做过睾丸手术、有隐睾症、睾丸小等，可以进行一些相关的检查。

为了明确不育的真正原因，最好对男女双方同时进行检查，但对于男性来说，检查相对简单方便，没有理由不首先接受检查。所以，接受不生育检查，不要按照常理的"女士优先"，一定要请先生"优先"，因为如果男人没有生育的"种子"（精子），那么对女性检查和治疗的一切努力将没有任何意义。首先应该进行的就是对生殖器官发育异常的检查，由男性不育的门诊医生完成。

（1）包皮：是造物主恩赐给男人阴茎的一件保护性"贴身"外衣，如果不讲卫生，或者包皮过长与包茎，将会反复诱发炎症而影响生育。

（2）阴囊：是男人"命根子"（阴茎）的保护伞，可以保护睾丸免受外

伤，还可以调节局部的温度。高温作业以及紧身内裤可以影响到阴囊的温度调节功能而诱发不育。

（3）阴茎：是完成生育所必需的性交活动中的一个主要工具，提供精液排放的通道。阴茎的弯曲、纤维化、勃起功能障碍、阴茎癌等可以影响性活动而影响生育。

（4）睾丸：睾丸是制造精子的"工厂"，一旦"工厂"出现异常（大小、质地及位置异常），其成品"精子"的质与量就要大打折扣了，可以造成生精能力低下，或者可以根本没有生精能力。有的男人的睾丸没有正常地下降到阴囊内，叫隐睾症，睾丸隐藏在腹腔内或者在腹股沟管内，这些部位的温度比阴囊里边高，明显影响精子的发生和存活，并可以造成睾丸萎缩。

（5）附睾：附睾是精子成熟和贮存精子的地方，如果有炎症存在，即可影响精子的质量，又影响精子的存活，附睾的炎症又可以因纤维化形成硬结而造成附睾阻塞，使精子难以排出。

（6）输精管：排精途径与附睾相连接的部分是输精管，如果输精管缺如或有慢性炎症形成结节，输精管将被堵塞，精液不能通过，当然也不能将精子排出到体外，因而也就不能使妻子受孕了。

（7）精索静脉：是否有精索静脉曲张及其严重程度。精索静脉曲张也与隐睾有"异曲同工"的效果，可以造成睾丸的温度增高和萎缩。

（8）前列腺和精囊：检查稍微麻烦一点，需要医生来完成。通过直肠肛诊指检，可以检查其大小、质地、触痛并可以获取前列腺液进行化验检查。

35 健康男人的睾丸发育情况是怎样的

由于睾丸的位置比较表浅，可以自我检查以初步判断其是否在正常状态，或者是否出现了"毛病"。要想有自我判断能力，首先需要了解健康男性的睾丸发育情况，以及不同年龄阶段的男性睾丸的生理性发育情况。

从刚刚出生的婴儿，一直到 10 岁左右的儿童，男性的睾丸处在相对的发育静止阶段，睾丸的容积为 1~4 毫升。10~12 岁以后，进入青春发育阶段，睾丸的容积迅速增大。17~18 岁的男性睾丸已经接近发育成熟，睾丸容积与成年男性接近。成年后的男性睾丸容积为 15~25 毫升，睾丸过大或过小均属于异常范畴，如睾丸的容积大于 27 毫升，往往怀疑睾丸的炎症或新生物（囊肿、肿瘤），尤其是短期内出现的睾丸容积增大的意义更大；而睾丸容积小于 10 毫升，往往提示睾丸功能不全，表现为精子生成障碍（少精子或无精子）和睾丸内分泌异常（雄性激素水平低下）。中老年以后，男性进入衰老阶段，睾丸容积也逐渐缩小，70 岁的老年男性睾丸容积往往在 10 毫升左右，但是睾丸缩小的程度存在明显的个体差异，且不可一概而论。

除了自我检查睾丸的大小（容积）外，睾丸的检查还包括对睾丸表面情况（是否光滑）、质地（是否过硬或过软、是否均匀）、触觉异常（触痛）等。此外，同时还要将双侧睾丸进行对比，注意是否存在明显的差异。许多情况下，双侧睾丸的各个方面的差异更容易早期发现睾丸的病变。

毕竟睾丸发育的个体差异太大了，单纯凭借正常睾丸的标准指标分析判断往往容易造成本人认识上的误导，如产生不必要的恐慌，或者忽视了某些疾病的前驱征兆。所以，在自我检查把握不准确的情况下，还是请专业医生进行全面检查，同时配合对睾丸的功能分析（精液分析和睾丸内分泌激素分析）来综合判断睾丸的功能状态。实际上，睾丸的功能状态并不一定完全取决于睾丸的容积大小，有些人睾丸容积在 15 毫升以上却没有精子，而睾丸在 6 毫升以下却仍然有精子的也大有人在。

36 客观评价精子的常规精液检查

在不育症门诊接受检查的男人，首先要接受精液的常规分析，就像农民种地前要"点种"一样。许多男人可能都会对接受这方面的检查抱有疑虑、害羞、痛苦、无奈等各种复杂的心理状态。而且不同的实验室也确实由于仪器设备和技术水平的差别，使得精液常规检查项目五花八门，结果也千奇百怪，缺乏统一的规范和标准，因此而毫无可比性。

为了统一检查标准，世界卫生组织对精液分析标准进行了多次的规范，许多男科中心和男科医院也为患者尽量提供良好温馨的就诊环境和空间，为患者保密，并提供先进的诊疗仪器设备和技术。

为了使精液分析结果真实地反应实际情况，获得比较准确的精液检查结果，以便能够在病情判断中不出现明显偏差，留取精液常规化验的患者应该注意如下一些情况：取精前保持身体状况良好、无病、不过度疲劳、不酗酒；合格的精液标本是 3~7 天内未排精，并应该将一次射出的精液全部收集送检。如果不能满足上述要求，如患者在连续加班或远途患者整夜不眠地乘坐火车赶往医院就诊都将影响检测结果，精液部分遗失也使结果不准。此时，不应该进行精液检查。此外，一些实验室可能对化验时间有一定限制，最好在规定时间内提供精液，其他时间请勿留取精液，以免很费力地获得精液却被检验者拒之门外。获取化验结果的依据是你的病历本或就诊手册，可以在门诊取化验单处凭门诊病历本索取或追查。因故未能化验者，一定要保留好原始的收费收据，并可以与开化验单的医生协商，看看是否可以退款。

留取精液标本的具体流程通常包括：请到实验室向实验员索要精液留置管，采用手淫方法将全部精液排放到精液留置管内，取精后应该尽快将化验单及精液标本送到实验室，当面交给检验员，并请在化验单的空白处写上排精的具体时间和几天未排精。如果不能在医院直接获取精液，而在家里或宾馆获取精液的患者，最好在 30~60 分钟内将精液标本送到医院，并注意保护精液，不要遗失，尤其是在寒冷的季节里还要注意保暖。

患者也应该且有必要了解精液的正常参考值。

表　2009 年 WHO 对精液常规化验的诊断项目和标准（第五版）

项　目	参考值
外观	均质、灰白色
量	$\geqslant1.5ml$
pH	$\geqslant7.2$
液化	<60 分钟（一般<15 分钟）
黏度	拉丝<2cm
精子浓度	$\geqslant15\times10^{6}/ml$
精子总数	$\geqslant39\times10^{6}/每份精液$

项　目	参考值
前向运动 PR（相当于 a+b）	≥32%
存活率	≥58% 精子存活
正常形态	≥4%
白细胞数	$<1\times10^6/ml$
圆细胞数	$\leqslant5\times10^6/ml$
免疫珠试验	附着珠上的活动精子少于 50%
MAR 试验	附着粒上的活动精子少于 50%
微生物培养	菌落数<1000/ml
精子低渗试验	尾部肿胀精子>50%
精浆锌	≥2.4μmol/每份精液
精浆柠檬酸	≥2μmol/每份精液
精浆中性 α-葡糖酶	≥20U/每份精液
精浆酸性磷酸酶	≥200U/每份精液
精浆果糖	≥13μmol/每份精液或者定性试验阳性

37 每次的精液检查结果为什么总变化

　　精液常规分析是评价男性生育能力的最基础检查，操作十分简单，对临床医生判断病情的参考价值较高。一些不育患者在反复接受精液检查时常会对结果进行比较，以其判断治疗效果。这样的对比有时会让他们十分困惑，为什么结果总也不一样，而且有时变化非常巨大，让人难以接受。实际上，造成精液变化的原因很多，主要包括：采精方法和精液分析方法的误差。

　　（1）排精的时间间隔：一些患者在分析精液时的采精间隔时间或禁欲时间总不一样，而进行精液化验前的禁欲天数对精液质量是有一定的影响的，尤其是对精子的浓度分析影响较大，排精间隔时间越短，可能造成化验精液内的精子浓度越少的现象；而排精间隔时间越长，精子浓度的增加并不显著，但可能使精子的活动力下降。故一般建议在接受检查前的 3~5 天应该禁欲。

（2）取精地点：一些精液的特性需要在排出精液后立即观察，所以，理想的取精地点应该在实验室附近，要求"现采现验"。有些患者不习惯更改性活动地点，而选择在自己的家里或者旅馆，此时不能保证尽快送检，精液在运送过程中也难免溢出，环境温度过高或过低都可能对检查结果有影响。

（3）取精方法：最理想的取精方法是手淫法，并将一次排出的全部精液都送检，不应有所遗漏。几乎所有的男人都会手淫。但在接触不育患者时也确实遇到过不会手淫的男子，尽管这样的人很少，此时只有采取其他的方法获取精液，如性交中断法或避孕套法。但是这两种方法都有缺陷，前者不容易收集到全部的精液，且容易受到女性阴道分泌物的污染而影响检验结果；后者可由于未经处理的避孕套内含有的杀精子药而影响检查结果，而且避孕套内也容易残留部分精液。

（4）标本的运送：环境温度对精液的检查结果也有一定的影响，尤其是在严寒的冬季，故应该将获得的精液放入怀中，保持在 20℃ 左右，并尽快及时送检。

（5）不同实验室、不同的实验员检验同一份精液也会有明显差别。有人将同一份精液分成许多份，分别送到许多实验室，由不同的实验员检验，结果没有一致的，其中精子的浓度分析最大相差达到 1 亿。

此外，人体的精液生成也存在明显的生理性波动，所以精液化验结果出现波动是在情理之中的。一般要求初次就诊的患者应该连续进行2~3次的精液分析，间隔1~2周，才能保证化验结果的准确性。男人在发热、患有许多其他疾病、酗酒、过度劳累等情况下不宜进行精液检查。

一般在排除了上述的影响因素外，在同一个实验室、由同一个实验员进行的连续 2~3 次精液分析，结果偏差就会明显缩小，基本上可以反映本人精液的真实情况。如果此时仍然有持续、明显的变化，就应该考虑是某些治疗措施对精液质量的改善作用，或者是某些不利因素对精液质量的损害作用。

38 | 多次精液分析结果都不一样，你认可哪一个

对于男性不育症患者来说，最为熟悉的可能就是精液分析了，在疾病的诊治过程中可能要做多次精液分析，包括治疗前、治疗过程中和治疗结束后，并要根据检查结果来决定治疗方案、调整治疗药物和判断预后。但是，最让患者困扰的是每次精液的检查结果都不一样，有些结果甚至相差得很离谱，让他们无可适从。为什么会是这样？该接受哪一个结果？好些的，不好的，取平均值，都让我的患者尝试过，最后仍然在纠结中。

认同最好的那个结果

由于精液检查结果特别容易受到各种因素的影响，许多不利因素都只能会让检查结果变得越来越差，使得结果不具有代表性。这种偏差主要来自于患者的自身因素干扰（患病、酗酒、休息不好、精神压力大、禁欲时间差异等）。取精环境恶劣（声音、敲门、密闭空间等），医生没有给予患者足够的注意事项提示。还可以因为患者的精液收集过程出了问题（医院里取精紧张、射精不充分、精液部分遗失、外部温度影响、送检时间间隔太久等），此外，很多医生及实验员的认识也存在较大的差异。

设想一下，一个大字不识的人能否轻易地依靠侥幸考取大学？显然不会。如果你的精液质量极差，也一定难以有特别好的检查结果；但是如果你的精液很好，却会受到许多前述的因素干扰而出现假象的不好，这并不能代表你的真实情况。有鉴于此，我个人的意见是认同最好的那一个结果。当然我也接受其他人的不同理解，无论如何看待精液结果，科学解释最为重要。

两个有益的启迪

对这个问题的看法会带来一些有益的启迪：

（1）保持身体整体健康状况良好，有益于男性生育：既然了解到有许多因素会影响我们的身体健康状况和精液的化验结果，在日常生活中始终保持健康良好的状态，射出的精液才能真正地体现出优良品质。所以，那些有计划要

孩子以及那些已经进入"封山育林"状态的准爸爸们，一定要在生活中多加注意，尽量规避来自恶劣环境和不良生活方式的影响，必将有力地保护男人的生育能力，并让生育潜能充分发挥出来，有助于早日实现为人父的愿望。

（2）治疗效果变得"更加糟糕"，别紧张：接诊过大量的患者后，每天都有喜笑颜开的求医者，因为它们的精液质量经过我的治疗而获得改善，甚至如愿以偿地"怀上了"。但是最让我头痛的是，少部分患者的治疗效果不佳，甚至比治疗以前的结果更差，这让患者无论如何也难以理解。几乎所有的治疗精子的药物都是安全的，是否有效倒也不能完全确定，但是把患者"治坏了"的可能性是不存在的，那么问题出在哪里呢？

实际上，即使你不接受药物治疗，每次检查精液的结果也不会一成不变，肯定会有自然波动。既然是波动，就会有好有坏，出现更加糟糕的化验结果也就在情理之中了。所以，在接受治疗过程中，一旦出现不理想（甚至很糟糕）的精液复查结果，一定要冷静下来，反思一下，近期是否有前述提到的那些影响身体整体健康状况及化验精液的不利因素。如果有，出现坏结果就是意料中的事情；如果没有，则可能是药物的疗效不佳，更换治疗药物或治疗方法（如选择辅助生殖技术）就可以了。

39 性交后试验，检验精子的"闯关"本领

我们一般进行的常规精液分析，是对刚刚排放出来的精液进行的，仅仅验证了精子还没有为了使卵子受孕而进行"拼搏"前的初始状态，实际上这常不能够真实地反映精子进入到女性体内进行"闯关"的过程，而后者则是人们最希望了解的"实战"状态。为了解精子在女性体内的状态，以便进一步找出不生育的原因，人们研究了模拟自然生育过程的性交后试验。

这个试验需要男人和女人的共同参与。一般选择在女人的排卵期内或推测在女人的排卵期进行性交，在性交后的 2~8 小时，从阴道后穹隆和子宫颈黏液内分别取分泌物，观察是否有活动的精子以及活动精子的数量。活动精子的数量越多，反映子宫和阴道对精子的"接受性"越好，精子的自身体能越强壮；反之则提示女性阴道或子宫颈对精子的"接受性"差，或者是精子的质

量差。此外，还可能提示局部存在不利于精子生存的环境，如存在免疫性因素异常（抗精子的抗体）、局部的炎症等。

由此可见，外表上懒洋洋的精子，进入到女性生殖道后的情况是怎么样就很难说了。所以才有某些"违背常规"的现象时有发生，即男方的精液质量看上去不怎么样，甚至是很差的，但是其配偶却可以接二连三地妊娠生子；而某些精液质量貌似很强劲的男子，却也会遭遇生育尴尬。学者们对那些已经生育者的健康精液质量筛查（为了精子库储存精子的目的），结果却发现，这些已经为人父的男人们，多数的精液质量欠佳，甚至部分人的精液质量很糟糕。事实充分说明，在生育方面女方的情况及女方对男性精液的容受性是不容忽视的。

40 精子是死了？还是仍然活着

男人的精液虽然表面波澜不惊，但是里面的精子却使其惊涛骇浪，充满了生命的悸动。然而确实有一些不生育的男子，尽管精液内也充满了大量的精子，但即使是在显微镜下也是一片死寂，毫无生机。经常在不育门诊看到精液报告单写着"死精子"的结果，医生也常常给患者诊断"死精子症"，实际上只是精子无活力，不活动。几乎所有的患者和许多的基层医生都不太清楚这两者的区别，并在临床工作中造成了相当程度的误导。

在常规精液检查中直观的观察精子，只能粗略判断精子是否具有活动能力，但是不活动的精子并不等于死的精子，就像人在卧床休息不动的时候，我们不能说是死人，这是一样的道理。要想进行精子死活的准确判断，需要进行特殊的检查。

可以通过一种叫"伊红"的染料进行染色来判断，死的精子由于已经没有了代谢活动，因而整个虫体容易被染成红色；而仍然活着的精子却可以"主动拒绝"这种染料的进入，因而不被染色。这种方法进行鉴别尽管可以明确精子的死活诊断，但是不能够用于治疗而解决生育问题。另外的一种方法是进行精子尾部的膨胀实验，道理很简单，活着的精子尾部可以在渗透压较低的环境中出现各种各样的胀大，而死精子尾部的外膜已经丧失了膨胀的能力，因而不出现任何反应。人精子尾部低渗肿胀有 b~g 六种类型（图 13），除 a 型未肿胀外，b~g 均为肿胀形，属于活精子的范围。通过膨胀实验分析的活精子还可以直接应用于试管婴儿技术来进行单个精子的注射，解决生育问题。

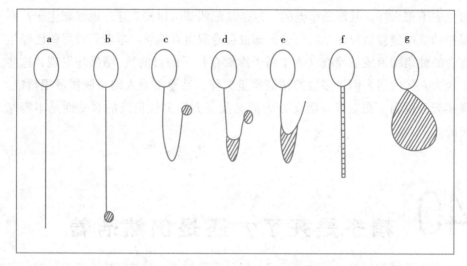

图 13　低渗肿胀试验后各种形态的精子

a. 未肿胀；b. 尾尖肿胀；c. 尾尖弯曲肿胀；d. 尾尖肿胀伴弯曲膨胀；e. 尾弯曲肿胀；

f. 尾粗短肿胀；g. 尾完全肿胀

41 验血，发现危害精子的罪魁

　　我们的人体是十分本分的"规矩人"，从来不愿意占自己以外的"别人的"便宜。对于送上门来的不是自己的东西，都通过多种途径给予坚决拒绝。医学上将进入人体的外来的（不是自己的）任何"东西"都叫做"抗原"，而人体拒绝抗原的东西中比较重要的一种叫"抗体"。抗原和抗体是一对对立的东西，抗体的形成是在抗原刺激下由机体的免疫系统产生的，比如大家都知道的乙型肝炎（乙肝）就是由乙肝病毒引起的，乙肝病毒就是一种抗原，这种病毒进入人体血里之后，可作为抗原，在抗原刺激下使人体血里产生抗体。同样道理，以精子作为抗原，从男性生殖道微小的裂伤时都能进入血液内，使之产生抗精子抗体。

从免疫学来说，抗体遇到抗原即发生免疫反应，包括免疫损伤和凝集等。可见精子遇到抗精子抗体也要发生凝集的，使精子活力减低，精子膜结构和功能受损，精子的受孕能力当然要减低了。所以，抗精子抗体检查对于不育症的病因诊断是非常重要的。

可以通过多种方法检测抗精子抗体的存在，临床上常用试管凝集试验（TSAT）、明胶凝集试验（GAT）、精子制动试验（SIT）、浅盘凝集试验（TAT）、间接荧光免疫（IIF）、酶联免疫吸附试验（ELISA）等多种方法检测抗精子抗体。但最好同时测定抗精子抗体的浓度（滴度），这可以帮助医生判断免疫不育的严重程度和治疗效果。

如果男人抗精子抗体呈现阳性反应，一般采取中药治疗或短期激素疗法，可以降低血内的抗体效价，恢复其生育功能。此外，适当补充具有抗氧化作用的维生素 C 和维生素 E 对于抗精子抗体引起的精子免疫损伤也有一定的辅助治疗作用。

42 内分泌紊乱，男人也不例外

无论男人，还是女人，分泌乳汁都是在一种由脑垂体分泌的内分泌激素刺激的，这种激素叫做泌乳素。一般情况下，妇女在妊娠后期及哺乳期泌乳素会大量分泌，以促进乳腺发育和乳汁分泌。泌乳素或催乳素，直观理解是女人在生育后哺乳阶段体内大量分泌的一种激素，可以促进乳汁的分泌。而在平时的状态下，泌乳素的水平是比较低下的，如果过高就可以给人体带来一些不必要的麻烦。泌乳素是脑下垂体分泌的，脑下垂体功能亢进，或者生长了小瘤子（垂体腺瘤），可以分泌的泌乳素量增多，促性腺激素分泌量减少，于是就影响了女性卵巢的功能，使卵巢不能排卵，当然就会影响受孕。

泌乳素尽管多与女性相关，但绝对不是女人的专利，男人的体内也有泌乳素的存在，只不过是处在极其低下的微量水平。男人如果出现高水平泌乳素的分泌，医学上叫高泌乳素血症，表现为乳房肿胀、增大、泌乳，可让男人很没有"面子",使其在性生活中的表现不佳（阳痿）。但是高泌乳素血症对男人的影响还远非局限于此，男人的高泌乳素血症也同样可以造成对性腺（睾丸）的抑制作用，使男人的睾丸内精子产量减少、精子功能异常，进而引起男性的不生育。高泌乳素血症多见的原因可能是垂体肿瘤造成的垂体功能亢进，其他一些疾病或异常也可以引起男人的泌乳素水平增高，如下丘脑疾病、肾功能不全、甲状腺功能减退、某些药物等。可以通过抽血化验结合其他检查而确诊。

对于男人的高泌乳素血症，可以在明确诊断的基础上，采取针对性的病因治疗，如手术切除垂体的微腺瘤来降低泌乳素水平，或者口服溴隐亭来抑制泌乳素的分泌和功能。雄激素对于男人来说具有举足轻重的作用，它可以决定你是否有"男人味"或男子汉气概，以及做男人最重要的生育能力。就像我们的干部要发挥作用必须去发动群众一样，雄激素要发挥作用，也必须动员它的下属机构，医学上叫雄激素的受体。雄激素和它的受体的关系就像钥匙和锁头一样，只有雄激素能够开启自己的受体，启动后续的雄激素作用。无论是雄激素分泌的少了，还是雄激素的受体出现了"毛病"，都将无法启动雄激素的作用，人体都将表现出雄激素缺陷的征象，如不长胡须、阴毛稀疏、阴茎睾丸不发育或发育差（无精子）、性功能障碍、乏力、多汗、容易疲乏等。

有一种雄激素受体异常可能是由于遗传异常造成的，是与雄激素受体上的某些部位出现异常有关，如"CAG"重复序列太长了，反反复复出现CAG，可以造成组织上的雄激素受体对雄激素的信息没有任何"反应"，因此而影响到睾丸制造精子，使男人的精子数量严重减少，导致男人不生育。而此时的雄激素水平可能并不低下，甚至可能很高，但仍然不会起任何雄激素的作用。

对于这种原因造成的不育，可以通过药物治疗而获得改善。一旦在严重的少精子症中发现长的雄激素受体CAG重复序列，可能需要应用人类绒毛膜促性腺激素（hCG）来刺激睾丸的间质细胞产生高水平的雄激素（睾酮），因此可改善被长CAG重复片段损害的雄激素受体的功能，增加组织对雄激素所传递"信息"的敏感性，使雄激素能够真正起作用，精子的输出量增加，并可以达到自然生育的目的。当男性长的雄激素受体CAG重复序列超过30个时，不育夫妇进行试管婴儿治疗时需要接受胚胎遗传学检查，一旦发现子代胚胎的CAG重复序列超过40个，为了生育好孩子的优生目的，在移植胚胎时应该给予淘汰处理。

其他一些内分泌激素，如雌激素（雌二醇）以及垂体产生的促进睾酮分泌的黄体生成素（LH）和促进精子生成的促卵泡激素（FSH）均可以影响男人的生育能力，也均可以通过化验血液获得明确。

43 Y染色体的微缺失与精子染色体损伤

Y染色体是男性区别于女性的遗传物质（染色体），在胚胎发育阶段它就决定了你的男人特性，并指导你的身体向男人的方向发展，Y染色体的部分或全部异常可以决定你是一个"真"男人，还是一个"部分男人"，或者根本就"不男不女"。

Y染色体上可能有许多微细的结构（基因）参与调节精子的发生，Y染色体上的微小缺失是引起男性不育的主要原因之一。Y染色体上的无精子因子（AZF）基因只在睾丸内表达，是精子发生所必需的，该基因缺失占原发性无精子症的10%~15%，但由于该基因可以具有许多"拷贝"的特性，使其缺陷时可以具有多种不同的后果，如精液内根本就没有精子而睾丸内也没有制造精子细胞的唯支持细胞综合征、多种改变的少精子症以及无精子症。具有这些基因缺失患者的精子所生育的男性后代，无论是自然生育的还是通过辅助生殖技术获得受孕的，都可能携带其"父亲"同样的缺损。

精子的遗传物质是染色体，而染色体是由脱氧核糖核酸（DNA）组合而成的。在精液常规检查结果明显异常的患者中，精子的遗传物质（DNA）损伤水平增加；在常规检查精子完全正常的情况下，男性不育患者的精子也存在较高水平的DNA损伤。因而，精子DNA损伤分析可能会发现特发性不育男子的精子DNA的潜在异常，对于多次常规分析精液结果正常的男性不育患者，应该分析精子DNA的损伤情况。

近年研究表明，精子DNA损伤已经成为具有正常形态的精子获得成功妊娠的主要障碍，并与不良生育结果有关，精子DNA损伤水平≥30%时难以取得自然妊娠。精子DNA断裂取得成功妊娠的机会少于1%。

44 | 找不到"毛病"，为什么还是不能生育

　　在接诊不育患者时，经常会见到男女双方均接受了全面检查，结果都正常，就是不能生孩子，称为不明原因的不育症，也叫做特发性不育。是指应用现有的诊断手段不能找出病因和异常表现的一种特殊类型不育，这种情况占不育夫妇的 10%~15%。对于这种"健康"的不生育夫妇，许多人还真"束手无策"呢。有时候，医生真的宁愿他们有"毛病"，也好采取相应的措施。

　　特发性不育，实际上可能不是什么物理的或解剖形态上的原因，也有一种夫妻过于盼子心切或在双方老人的压力下，造成神经精神性的不育。神经精神因素主要影响内分泌功能，造成内分泌功能失调和紊乱，影响女方的月经功能和排卵功能，也影响男人的精子制造能力和精子的受孕能力，还可以影响到男人的性功能，从而造成不能生育。也有这种情况，结婚许多年不生育，最终不得不放弃治疗，也不打算要孩子了，结果不知不觉反倒妊娠了，这就反应解除神经精神的紧张，不治而自愈了。

　　对于不明原因的不育症，一般考虑采取经验性的治疗一个阶段，如果效果不明显，可以接受实验室治疗，准确监测女性的排卵期，在排卵期指导进行夫妻生活，或者采用人工授精技术来助精子一臂之力。必要时，可以考虑进行试管婴儿技术解决生育问题。

四、

简单办法帮助
男人获得后代

45 男性不育的基本治疗方法

（1）常规办法应该充分关注：通过咨询，发现造成不育的潜在原因，仅仅采用改善不良的饮食习惯和生活制度就可以使一些患者恢复自然生育能力。患者要熟知基本的生育常识，把握女性的排卵期进行性交是获得生育的关键。如具体指导每周同房次数、确定排卵期等。求医不如求己，在日常生活中坚持不酗酒、不穿紧身裤、少洗桑拿、不用含重金属的化妆品等，这些也是很重要的。

（2）药物是基础治疗手段：在临床上，绝大部分男性不育患者是先通过用药治疗的。用药方便、便宜、无创，并且是争取自然妊娠。药物治疗多采用经验治疗，针对精子发生、成熟和获能的多个环节，选择3~4种药物联合应用。建议将治疗疗程确定为2~3个月，根据治疗效果（精液质量复查结果）调整药物。由于不育症的原因复杂，我们提倡联合用药，比单一用药成功率高。

通常用药治疗期间夫妻生活照常，可以妊娠。药物疗效应该在疗程结束后通过复查精液进行了解，如果精子质量有改善，可以继续用药，等待妊娠机会；如果无效，可以换药治疗。如果能够做到合理用药，临床药物治疗男性不育的自然妊娠率为 30%~40%，精子改善率为 70%~80%。所以，现在临床药物治疗是最普遍最常用的。值得注意的是，如果在经过 3~6 个月治疗失败的情况下，应该乐于接受对治疗方案的调整。医生和患者都应该面对现实，经验性治疗不应该超过 6~12 个月。

（3）手术治疗不可忽视：手术治疗目的是促进精子发生（精索静脉曲张的精索静脉高位结扎手术，隐睾症的睾丸牵引固定术、垂体瘤手术等）、促进精子排放（输精管吻合术、附睾输精管吻合术、射精管切开）、直接获取精子（睾丸活检、睾丸或附睾穿刺、显微取精）。

针对隐睾症，以前往往在成年的时候才做，手术治疗后效果不好。后来治疗年龄逐渐提前，现在提出的最佳治疗时间是 2 岁。精索静脉曲张手术可以改善生育能力。输精管吻合术是针对输精管结扎的人做的。附睾和输精管吻合术，如附睾炎症产生结节堵塞输精管。射精管切开术可以治疗射精管堵塞。显微手术可以在显微镜下进行男科手术恢复患者生育能力。最后是附睾穿刺、睾丸穿刺及睾丸活检，通过微创操作，直接获取精子，进行试管婴儿技术。

（4）辅助生殖技术成为最后保障：人类辅助生殖技术是近几年男性不育治疗中进展最快的，几乎所有的常规治疗无效的男性都可以通过这个方法治疗，只要一个精子就能解决生育问题，几乎所有不育的男性都有可能获得自己的后代。甚至现在在一些西方国家，正在探索睾丸内的不成熟生殖细胞通过培养，诱导分化，产生精子也可以做试管婴儿。极个别的睾丸不产精的男性，可以通过人工授精，使用精子库的精子治疗，解决生育问题。

46 | 男性不育的基本治疗原则

（1）配偶年龄决定治疗原则：女性年龄因素对生育能力有重大影响。研究发现，40 岁以上女性的生育能力仅相当于 25 岁以下女性的1/20。因此，对配偶年龄<30 岁者，仅进行基本的检查和生育咨询；30~35 岁者，全面检查和特别关注；>35 岁者，即时进行全面系统检查，并积极寻求新技术帮助。

（2）综合治疗与个体化原则：男性不育不是一种独立的疾病，它是由多种致病因素共同作用的结果，因此治疗不育应从病因入手，尽量做到治疗个体化，并可根据精子发生的多个环节采取综合治疗措施。

（3）经验性治疗广泛使用：大部分男性不育无明确病因，多采用经验治疗，尽管缺乏循证医学的验证，但几乎所有患者都愿意采用这些仅有的且非特异性的方法治疗。

（4）循序渐进地选择治疗措施：不育症一般不是一种致命性疾病，因此在选择经验性治疗方法时，应该尽量避免选择毒性强或有严重副作用的药物与治疗手段，避免对精子造成新的伤害。所以，首先尝试简单、方便、无创或微创的方法进行治疗，是明智的选择。

（5）尽量争取自然妊娠：由于辅助生殖技术仍然存在潜在的遗传危险性，因此在选择治疗措施时，尽可能采用生活制度和习惯的调整、药物或手术等方法治疗来等待自然妊娠。只有那些久经多种尝试失败，或经过检查认为目前确实没有有效的办法治疗后，才考虑选择进一步的治疗措施，如人工授精、体外受精或显微授精等，并仍然遵循由简单到复杂的基本过程。

（6）夫妻同治：夫妇间生育能力较强的一方可能部分代偿对方低下的生育能力。如果夫妇双方生育能力都有问题，则可表现出明显的不育。这可以解释为什么在不育夫妇中经常会双方同时存在问题。因此，不能忽视对配偶的同时诊治。

47 男性不育的预后及其影响因素

采用现代的治疗技术，几乎可以使得所有的严重男性不育患者获得后代，其中通过药物或手术治疗等常规办法，可以使 1/3 ~ 1/2 的不育男性获得配偶的自然妊娠与生育能力；对于那些常规治疗无效的患者，可以采用辅助生殖技术解决生育。有许多影响预后的因素，其中一些因素是比较公认的。

（1）不育年限：不育年限越长，恢复自然生育的机会越小。超过 4 年不育者，每个月的妊娠率仅 1.5%。

（2）女性的年龄和生育状况：诊治男性不育症时应该考虑到其配偶的生育潜能，将直接决定最后的结局。35 岁女性的生育能力仅相当于 25 岁女性的

50%，38 岁时则降低到 25%，超过 40 岁时则少于 5%。女性年龄还是影响 ART 结果的最重要因素，年龄越大的妇女，即使选择试管婴儿治疗，其成功机会也要打折扣。

（3）原发性或继发性不育：原发性不育患者的病因往往比较复杂多样，查找病因相对困难，治疗也存在诸多不确定性；而继发性不育却容易发现明显影响生育的因素，恢复起来也相对容易。

（4）精液分析结果：精液质量越差，恢复自然生育和（或）获得治愈的机会则越小，反之则容易获得自然生育能力。

了解了以上常识，患者朋友们就可以在接受医生诊治不育症之前，自我盘算一下，自己要孩子的可能性大不大，是很困难，还是比较容易地妊娠，妊娠的机会有多大，是否要抓紧时间赶快解决生育问题等。要做到心里有数，以免发生自己的要求和现实情况相距甚远的尴尬，而这种"很尴尬"的情况在门诊上经常会遇到。

48 不妨首先尝试家庭内的治疗

不生育让家庭充满了无尽的烦恼，尽管一些不育者在医生的帮助下获得了生育，但仍然有一些不育者为不生育所困扰。在人们寻求新的治疗突破点的同时，不妨首先尝试一下简单、经济、方便而且行之有效的家庭内治疗，或者叫日常生活制度的调整。

（1）生育能力的饮食调节：营养品可能对生育有某些影响，相对于从补充药片中摄取精子发生所需要的维生素等营养成分，机体能更有效地从每天的食物中摄取。具有抗氧化作用的维生素，尤其是维生素 A、维生素 C 和维生素 E 也可能对精子质量有一些影响，因此建议患者每天尽可能多地从饮食中摄取这些维生素。当然还可以服用一些补充维生素的药片，但一定要遵照医生的医嘱，不要超过每天推荐服用的剂量。每天服用推荐剂量的镁和锌制剂对前列腺很重要。

（2）选择适量的运动和合理体育锻炼项目：只有在限度以内的锻炼对身体是有好处的，而过度运动的男性运动员，可能会引起精子计数和活力的降低。

（3）不穿紧身裤：睾丸在产生健康的精子时候要求要比身体的温度稍微低一点，穿紧身裤可能会使睾丸的局部温度增高，并进而影响精子的质量，而比较宽松的平角棉线裤可以给睾丸一个比较好的低温环境。建议睡觉的时候应该让外生殖器暴露在外，双腿分开，头部应该稍微低于脚部以便保证血液能顺利从阴囊静脉回流。

此外，避免久坐、热水坐浴、日光浴，戒除烟酒嗜好，不滥用某些药物等家庭内的日常生活制度的调整均对男性恢复生育能力有很大的帮助。

（4）选择恰当的性交时间和频率可以增加女方受孕机会。通过对妻子的基础体温图分析，或用快速尿液测定排卵（测孕纸）也很重要，可以使性交安排在排卵的同时进行。通常在女方排卵前后隔天一次性生活，可以保证有最大的精卵结合机会。性交时最好不用润滑油，如必须使用，则建议使用比较安全的植物油、橄榄油或油胶类润滑剂。勃起功能有问题的男人，可以考虑应用万艾可（伟哥）将会是非常有效的，而且该药物对生育没有明显的不良影响。

同时，调整不合理的性生活习惯也可以使男人更成功地把握或利用生育机会，如调整性交姿势，使得射出的精液不容易"流失"而较长时间地停留在女性的生殖道内；女性还可以在性生活后仰卧并抬高臀部多一些时间（30分钟左右），使精液能够有充分的时间进入子宫颈，增加精卵接触机会；对于有子宫后倾的妇女，翻转身体俯卧，臀部抬高，也有利于受孕。性交频度也与生育有一定关联，频繁性交者每次射出的精液内所含有的精子数量过少且精子多处于幼稚状态，加之频繁性交引发的附属性腺长期充血，腺体分泌功能失调，影响精液的成分，对生育不利；性交过少者，尽管精子数量可能相对多一些，但由于精子在体内存留时间过长，而致老化，加之禁欲引发的精液量增加和精液成分的改变，都不利于精子功能的发挥。为了实现生育目的，理想的性交次数要因人而异，即使是同一个体也受到许多因素的影响，一般认为新婚期间以每周3~4次较为合适。

（5）对于子宫颈和阴道分泌物十分浓稠，尤其是进行"精子闯关"试验"战绩"不佳的女性，在排卵前后采用弱碱性溶液冲洗阴道，有利于受孕。具体方法是用1%的小苏打水1000~2000ml，放在洁净的盆内坐浴，或者用阴道灌洗器将小苏打水灌入阴道内，然后不必进行清水清洗而直接进行性生活，可以提高受孕率。

一些不育夫妻难以启齿向医生求助，不妨首先尝试上述的方法进行自我调整。在以上方法应用一段时间（1年左右），仍然没有让妻子妊娠，就应该接受专科医生的咨询与必要的诊治。很多时候，不生育的原因往往不是单一的，而是多方面的，长期应用这种家庭内调整而没有明显效果，及时接受医疗帮助是明智的选择。此外，这种自我调整方法也可以作为接受医生综合治疗同时的辅助治疗。

49 长时间节制性生活可以增加生育机会吗

有些男人通过科学普及知识等多种途径了解到，女人每个月只有一个卵子排放，自己可能在30天的时间里仅有1~2次机会使妻子妊娠。经过一番"深思熟虑"后，觉得自己的不生育可能与没有把握好机会有关，没有"将好钢用在刀刃上"，平时进行的性生活白白地浪费了精力和体力，尤其是浪费了生育的重要"弹药"（精子）。并因此而选择长期禁止性生活，而在妻子排卵阶段来"集中优势兵力"，攻克女性的堡垒。

这种朴素的想法可以理解，但是绝对不值得提倡，甚至应该坚决纠正。

从睾丸制造的精子将源源不断地输送到附睾、输精管、精囊等部位，并且要经历继续完善过程和为了使卵子受精而准备的获能。如果长时间不同房，精液不能规律地排出到体外，在生殖道的各个部位都可以不断地有精子的"阵亡"，所以长时间不同房也不会使精子的数量显著增加，即使侥幸存活下来的精子也已经严重地老化，功能当然要大打折扣了，这样的精液状态怎么还敢奢望能够将卵子"拿下"呢。

50 领养孩子后，妻子却妊娠了

有这么一个男性不育患者，经过多方求治，妻子的肚子始终没有任何反应，最后患者丧失了信心，放弃治疗了，并决定领养孩子。领养孩子1年后，这对夫妇再次出现在医生的面前。这次他们不是因为不妊娠来看医生，而是因为妻子妊娠带来的烦恼。

在多年诊治不育症经历中，常常会遇到这种情况，患者已经完全丧失了治疗的信心，却意外地解决了困扰自己的生育问题，真是"有心种花花不开，无心插柳柳成荫"。既然患者可以自然妊娠，那么，对于以往的不生育，肯定是哪里出现了问题。那么，问题出在哪里呢？

人体的一切活动都是在神经内分泌系统的调控下进行的，紧张、焦虑、忧愁等不良精神心理因素可以造成神经中枢的功能紊乱，使男人的神经内分泌功能失调、性功能出现各种各样的问题，如不射精、勃起功能障碍（阳痿）、逆行射精等，限制了性功能的正常发挥，使男人的生育遭受更大的影响，而睾丸的生精能力也大打折扣，因而造成不生育。精神心理因素造成的不育占男性不育的5%左右。

一些医疗机构的医生和患者也常可能同时表现出对于不生育的极大关注和迫切需要提高生育能力，对诊断和治疗的"关注"程度都超出了应该有的客观态度，频繁地调整药物、连续地人工助孕，甚至马不停蹄地使用试管婴儿技术，让医生与患者都疲惫不堪，患者的情况可能还会"每况愈下"，真是"欲速则不达"，最后的结果很可能是让彼此都十分丧气。

所以，对于患者的治疗应该科学合理地设计，间隔较长的时间进行复诊。一般间隔3个月进行1次医患会面，进行复查，并适当地调整治疗药物和方法。一些患者往往是在治疗间歇期间"无意"地让妻子受孕的。许多患者讲述了他们是如何在调换工作、改变生活环境、旅游、搬迁等过程中一举实现生育愿望的。

求子心切而造成的精神心理紧张焦虑，在领养孩子后得到了彻底的解脱，再也不必为了孩子而费力了的紧张情绪的放松，反倒解除了对大脑功能的影响，一切恢复正常，生育也就顺理成章了。因此在诊断和治疗男性不育症过程中，医生千万不要轻易地给患者下不能治疗的不育诊断，给患者和自己都留一点希望和机会，注意询问和观察患者有无精神心理因素或障碍，并进行必要的调整。同时，不育夫妇一定要认识到，生育与不育只是属于夫妻间的事情和隐私，不应该太在意双方老人、亲属、朋友和社会的"关心"与压力，一切要按部就班有计划地进行治疗或调整。

此外，每一个人都会不由自主地要对不生育进行一番自我解释，都有自己的看法，常常固执地坚持自己对不育病因的理解，并按照自己的办法去调整，如认为只要坚持天天过性生活，早晚会有孩子；认为一定要好好地积攒精液，2周进行一次性生活可能会成功的机会大一些等，其中的许多认识是不科学的，本身就是造成不生育的重要原因。如果我们能够对自己的观点多一些疑问，多咨询一些专业人士，就会使自己的认识多一些准确性和科学性，从而就会使我们的精神心理负担少一些，生活会变得愉快和谐一些，机体的功能状态也必然会好一些，生育的机会也必然会多一些。

51 把握住妊娠的最佳时机

一般情况下，每个月只有1天是女性的排卵期，往往只有一侧卵巢的一个卵泡发育成熟并排放（图14），受精能力也只能维持12~18小时。尽管男人一次射出的精液内可能含有上亿个精子，尽管排到体外的精子寿命可维持1~2天，但是女性生殖道为精子设置了重重障碍，真正能够"过关斩将"到达输卵管的精子并不多，而且使精子的寿命大为缩短，最终只有1个精子可以成功

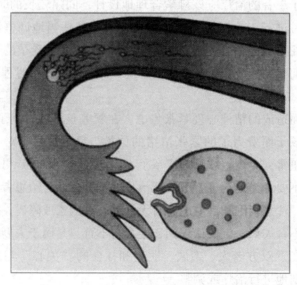

图14 "抓捕"卵子

地与卵子结合，其他的精子都将先后死去。理论上讲，错过了易受孕期（围排卵期）或排卵期这一天的一切努力都将没有任何意义，有些不育夫妇就是由于没有把握好受孕机会而婚后多年不育。

有一些不生育夫妻，实际上可能并没有什么影响生育的疾病，只是由于缺乏生育的必要知识而错过了妊娠的机会。因此，生育功能健康的夫妇，为了达到生育的目的，也要把握一定的机会。月经规律的妇女，一般月经周期为28天，排卵期往往在月经周期的中间阶段，而且在排卵的阶段会有许多征象出现。但是，肉眼是难以看到排卵的，而且绝大多数人排卵也没有特殊感觉。

那么，如何注意这些规律来准确推算妻子的排卵规律呢？首先，排卵期的妇女会出现阴道分泌物的改变，以往黏厚、浑浊、稀少的宫颈黏液逐渐变得稀薄透明，量也增加了，这是女性生殖道为"迎接"精子的顺利进入而大开了方便之门，使得精子可以极其容易地穿透宫颈黏液而上行进入到输卵管。医生在显微镜下观察这种干燥后的黏液，可以看到完好的羊齿状结晶。其次，排卵期会出现基础体温的变化，但是不经过检查的主观上是难以觉察到的，故可以通过测定基础体温来观察卵泡的排放，感兴趣的夫妻可以详细询问医生基础体温的测定方法。基础体温测定简单方便且经济，患者在自己的家里就可以完成，但是由于检测基础体温观察的仅仅是半度的体温变化，而基础体温测定又很容易受到各种因素的影响，如天气温度、季节、活动等，甚至思维活动也可以增高体温，因此该方法常造成患者精神高度紧张且难以准确测定，因而往往为现代的方法所替代。再次，在排卵期的妇女可能有较高的要求性交的愿望和心情，有的妇女这种心情会很强烈，一些妇女可能出现排卵痛（下腹部轻微痛）、乳房沉重感等，要注意观察妻子的情绪和感觉变化。

现代医学往往通过分析患者尿液内的激素水平测定或B超动态监测卵泡的变化，可以准确地监测卵泡发育情况和排放，患者可以直接寻求医疗帮助。

52 不育夫妇谁应该先就诊

一旦患有不育症，应该由谁先去医院接受诊治就成为摆在不育夫妇面前的首要问题。

以往的传统观念多认为不生育主要是女人的事情，因此多数情况下是女方首先接受诊治，直到女方检查完全没有问题，才会引起男方的关注和勉强接受检查；否则将要让女方无休止地接受治疗，并因此而可能忽视或延误了对男方的诊治（图15）。

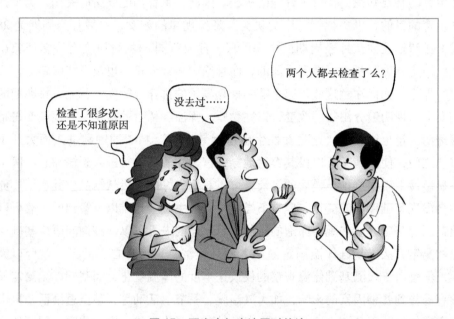

图 15　不育夫妇应该同时就诊

现代社会则不然了，随着知识的进步和女性社会地位的不断提高，首先接受不育症检查的一方已经发生了显著的变化。通常来说，首先接受医生诊治的一方往往是在家庭内地位比较低下的一方，或者说是比较体贴的一方，或是急于求子的一方。他（她）会忍辱负重，承担起不生育的责任。

实际上，生育是夫妻双方的事情，不育原因即有女方因素，也有男方因素，而且往往双方都有问题，一方检查有问题不等于对方没有问题。况且，即使一方有问题，对方是健康的，在选择治疗方法时也需要对方的密切配合。所以，不育夫妇同时就诊应该成为一项原则。夫妻双方应该同时到不育门诊就医，分别进行检查，寻找病因并判断病情的严重程度，从而为选择适合于双方情况的解决办法奠定基础。

应该特别提醒患者的是：经过全面系统检查而无病且生育能力正常者，通常是没有必要使用任何治疗手段的。许多患者由于缺乏生育常识、精神心理紧张等因素导致的暂时性不生育，经过适当的调整和指导，多可生育。经过检查确实发现存在问题的患者，也要格外当心，在众多的不育因素中抓住主要矛盾来解决，切忌有病乱投医，盲目选择治疗手段，过度医疗，而许多治疗药物非但没有治疗作用，还可能损害睾丸的生精功能，并造成生育能力的进一步降低，类似的例子不胜枚举。

53 不育夫妇应该如何就诊

（1）要选择合适的医院：专门诊治男性不育的医院有很多，铺天盖地的广告也让患者应接不暇，绝大多数的大医院都有专门看男性不育的科室，此外还有许多机构专门从事不孕不育诊治工作。值得提醒患者的是不要轻信街边小广告的虚假宣传，贸然相信所谓的"外地专家""包治不育""老军医""家传秘方"和"宫廷秘方"的结果是非常严重的。一些传媒中的相关介绍也最好不要轻信。这些虚假宣传不过是利用不育症的治疗困难和患者的求子心切来欺骗患者，最终目的是骗取钱财。因此，奉劝患者到正规的大医院就诊，那里会给你更多的安全感。

（2）要选择合适的科室：诊治男性不育的科室也五花八门，如性医学科、男科、泌尿外科、内分泌科等，它们之间尽管有一定的业务重叠，但是彼此还是有显著不同的。例如，性医学科重点在于帮助患者进行性康复，如果你的不生育问题主要是由于性功能障碍（勃起不好、不射精、逆行射精等）所致，选择性医学科帮助你克服性功能障碍，则生育问题就可能是水到渠成的事情；内分泌疾病也可以造成男性不育，如高泌乳素血症患者，通过内分泌科的调治，降低泌乳素水平，可以改善精液质量，生育也就不再是个问题了；泌尿外科则侧重于对生殖器官某些疾病的康复，如射精管梗阻不育的患者，可能通过经尿道的电切术来恢复精道的通畅。实际上，围绕生育的疾病或异常可能涉及众多科室，而这一切问题都应该首先在男科来检查和诊断，而上述的绝大多数问题也可以在男科获得解决。所以，男性不育患者就诊的最佳选择是男科。

（3）要选择合适的医生：知识渊博的医生会给患者提供最佳的治疗方案和众多合理的选择，而负责任的医生会通盘为患者的利益考虑，并给患者创造各种便利条件，如简化看病程序，确保患者顺利复诊等。如何判断自己的主治医生是否合适，还不是一件很容易的事情。

54 经验性用药的基本原则和过程是什么

男性不育绝大多数仅表现为精液质量不佳，其中一些人的精液质量可能也不至于那么差，不一定需要非常强硬的手段，诸如手术或试管婴儿等来强力干预，而药物治疗是临床医生治疗男性不育使用频度最高的手段，也是获得简单、方便、经济的自然受孕的常用方法。由于这种治疗方法与现代的医学发展趋势（简单、微创、无创）也一致，就更加得到广大医生和患者的青睐。

针对男性不育的治疗可选择药物种类很多，均是经验性的治疗，目的是通过提高精子能量、参与精子的代谢过程、提高精子或精液内某些酶的活性、改善精子的生存环境，以提高精子数量并增强精子活力。

临床实践证明，几乎所有的患者都要首先采用药物治疗。即使最终判定患者单纯使用药物治疗已经难以达到生育目的，使用药物也可以作为其他治疗方法的配合措施，起到积极的作用。

临床上治疗选择药物的主要依据是精液质量分析结果，针对精子发生、成熟和获能的多个环节，选择 3~4 种药物联合应用。根据精子生成周期，多数学者将疗程确定为 2~3 个月，如果获得了预期的理想治疗效果，则可以继续治疗；反之则建议根据治疗效果（精液质量复查结果）调整治疗方案。如果在经过 6 个月以上合理治疗无效的情况下，有必要选择进一步的治疗措施，经验性治疗不应该超过 6~12 个月。

根据个人经验并结合文献资料，合理选择药物组合的综合治疗，1~2 个疗程可以使 60%~80%患者的精液质量有不同程度的改善，但其配偶的妊娠率却要大打折扣，药物治疗的妊娠率在 20%~40%。

55 如何安全合理选择不育症治疗药物

疾病病因的复杂多样，使得男性不育的治疗具有独特的特点，综合治疗成为广泛接受的事实。所以，在选择和使用药物之前首先应当确诊自己的主要病因、病情是什么，然后再对症下药，才能获得理想的疗效。不能只凭自我感觉或某一个症状就随便用药。比如是男方的精子数量少、还是活动能力差、还是畸形精子多，彼此的治疗选择药物是不同的。如果不分青红皂白地使用大量无关药，不仅难以达到疗效，贻误病情，可能招致不必要的副作用，还可以让患者对治疗丧失信心。其次是了解药物的性质、特点、适应证、不良反应等，要选用疗效好、毒性低的药物，医生常常说的首选药和二线药就是这个道理。

经济状况也是医生考虑给患者用药的重要参考因素。对于那些经济条件并不宽裕的患者，选择一些同类的国产药物，同样可以获得比较理想的疗效，所不同的是可能在使用药物中更加关注副作用及其使用方法。同类的国产"便宜"药可能在使用顺应性上要略微逊色一些，如使用麻烦一些，可能有多一些的副作用等。所以，有人认为价钱贵的药就是好药，其实不然，因为药物的价格是由其本身的来源、成本、生产的产量以及生产的厂家来决定的，合资药厂生产的药就比国内的药厂生产的贵，进口药就更贵了。贵不等于好，关键在于是否对症。

此外，男科疾病的许多治疗药物往往没有在适应证上明确表示出来，如枸橼酸氯米酚或他莫昔芬是抗雌激素类药物，而男科医生将其用于治疗少精子症。更为奇妙的是，男科医生经常愿意使用药物的副作用来治疗疾病，如抗抑郁药物的副作用之一就是让射精变得困难或不射精，而男科医生正是利用了这个副作用来治疗早泄，即利用药物的副作用来达到治疗疾病的目的。

56 治疗不育症，中西药可以一起吃吗

　　药物相互作用是指一种药物改变了同时服用的另一种药物的效应。其结果是一种药物的效应加强或削弱，也可能导致两种药物的效应同时加强或削弱。药物相互作用可分为两种：①药代学的相互作用，是指一种药物改变了另一种药物的吸收、分布或代谢；②药效学的相互作用，是指激动剂和拮抗剂在器官受体部位的相互作用。临床药物相互作用的发生率与同时用药的多寡有关，据估计，同时使用 5 种左右的药物，相互作用的发生率为 3%～5%，同时使用 10～20 种药物约为 20%。另外身体代偿能力、肝肾功能也能影响药物相互作用的发生率。还有急性病患者、肝肾功能不全者、老年人、新生儿都容易出现药物相互作用。

　　治疗男性不育症时，中药、西药联用，有时能达到提高疗效、减少不良反应的目的，但有时候合并用药不一定能提高疗效，反而会增加不良反应。这里面的情况非常复杂，应充分听取医生的意见，医生也应该加强这方面知识的学习。

　　在治疗不育症方面，许多医生根据自己的经验，选择联合用药，包括中药和西药联用，这是允许的。但是由于患者往往同时看过多个医生，每个医生都开了不同的药物或药物组合处方，这往往让患者拿不准主意。是选择某个医生的药物？还是同时使用多个医生的药物？尤其是在他们将药物都购买回家后更难决断，轻言放弃哪种药物都心有不甘。

　　在这种情况下，建议一次治疗仅选择一位患者比较信任的医生给予的治疗方案，无论这个医生给自己开的药物是西药、中药或中西药物。道理很简单，具体医生的治疗是通盘考虑的，尤其是有经验的医生开出的药物更是其多年经验的积累，是相对系统和完整的方案。况且，如果同时使用多个医生的药物存在诸多不利，主要包括：①同时使用太多的药物，很难保证药物彼此之间不会产生相互作用，可能是彼此作用相互削减，也可能使某个成分过高而影响疗效，同时加重了产生不良反应的机会；②每天要服用多种药物，可能每个药物的使用时间又不同，药物又不像美酒佳肴那样让人愉快，无形中增加了患者的

精神负担，还可能顾此失彼，经常发生吃错药或忘记吃药的情形；③增加患者的经济负担；④一旦治疗获得疗效，难以确认到底是谁的功劳，坚持治疗该选择哪种药物也没有答案，整个是一笔糊涂账；⑤一旦治疗无效，也不清楚是否是药物真的无效，还是由于药物之间的彼此影响。

57 盘点并寻找改善精子的良方

精子的数量和功能不佳是造成男性不育的主要表现形式。精子数量是非常重要的，就像我们进行战争前要募集士兵一样，只有有了士兵，然后才是如何提高和改善士兵作战技能，所以有足够数量的士兵是取得战争胜利的前提。实际上，受孕过程与战争一样激烈，甚至显得更加激烈，数以亿计的精子为了成功地使一个卵子受孕在进行着不懈的努力，但是如果精子太少了，怎么去赢得这场战争的胜利呢？生育能力健康的成年男人一次射出的精液内的精子浓度一般在每毫升 0.6 亿~1.5 亿。少精子症指每毫升精液中精子数目少于 2 千万，且精子的绝对数量少于 4 千万。精子浓度过少，导致精子与卵子受精的概率减少，因而生育机会明显减少。此外，即使有众多的精子，都属于"老弱病残"之类，也难以在激烈竞争中成功地夺标。

现在人们逐渐明白了，对于不育症患者而言，如果有更多针对病因的治疗方法，那就会有更成功的结果，而且可以避免采取经验性治疗。对于具有明确病因的不育症患者，可以采用有效的针对病因的对症治疗方法，如精索静脉曲张的手术治疗、前列腺炎的综合治疗、精子的筛选优化、试管婴儿等技术，属于一个完整的治疗体系，而药物治疗仅是其中的一个环节，而且是最基本和最初级的环节。

手术治疗可使部分患者获得生育能力。明显是由于精索静脉曲张造成男人不生育的，依靠"吃药"是没有任何用途的，而通过手术治疗可以使接近半数恢复自然的生育能力；输精管道梗阻的再通手术（输精管吻合、射精管切开等）可以让"被围困"的精子重见天日；双侧隐睾者，建议在 2 岁前进行手术，可以使绝大多数患者具有生育能力，而成年后的手术治疗几乎全部难以恢复生育能力；脑垂体瘤引发的高泌乳素血症，切除垂体瘤即可。

对于没有明确疾病或异常的男人不生育可以采取经验性治疗，而药物是经验性治疗的初级环节。到目前为止，很多经验性药物治疗方法可能对男性不育症有一定的好处，但就总体而言男性不育的治疗还是比较困难的。而一些医院给患者乱开药，甚至1次治疗需要花费数千、甚至上万元，不管什么原因都用一种药，显然是缺乏科学依据的，也是对患者极端不负责任的。毕竟不育的病因众多，病情和对药物的治疗反应也明显不同。

多数少精子症患者往往没有明确的病因，也就是通常所说的特发性少精子症，可以采用经验性的治疗方法，如以克罗米芬（枸橼酸氯米芬）50mg/d（加大剂量无益且有害）；或绒毛膜促性腺激素2千单位，2~3次/周；小量雄激素（安特尔，隔日或每日40mg）；α肾上腺素受体阻断剂；抗氧化剂；改善睾丸血液循环的药物；配合多种维生素（主要是维生素C和维生素E）和微量元素锌等。他莫昔芬也具有克罗米芬的类似效应，服用方法是10mg，每日2次。中药治疗可选择"五子衍宗"类药物、补肾壮阳类药物。

连续用药3~6个月后，有效者可以坚持继续应用到精子数量达到理想指标或者妻子妊娠；如果有效，但是没有达到自然生育的目的，可以采用精子处理人工授精技术解决生育问题；治疗无效的严重少精子症患者，经验性治疗不应该超过6个月，长期、大量的服用五花八门的药物对恢复生育能力并不会有太大的帮助，建议尽早选择卵胞质内单精子显微注射（ICSI）技术解决生育问题。由于治疗所需要的时间都比较长，一定要有耐心并坚持下去才行。根据多家的研究报告，克罗米芬治疗后精子数量增加的患者可达到50%~80%，配偶自然妊娠率20%~40%。由于克罗米芬治疗简单方便，药物副作用罕见，费用也十分低廉，还是值得广大不育男性首先考虑选择应用的。

提高精子活力的药物更加繁多，如左卡尼汀、己酮可可碱、吲哚美辛、甲状腺片、α肾上腺素受体阻断剂、乙酰肉碱、胰激肽释放酶、能量合剂、活血片等，都可以考虑使用，并可以与其他类药物进行不同的组合，但必须严格地在有经验的专科医生的指导和监控下进行，疗程同前。

至于无精子症患者，因为生殖管道不通（阻塞）所致，服用任何药物都是徒劳无益的，只有通过手术再通（输精管吻合、射精管切开）或睾丸、附睾直接取精进行试管婴儿来解决生育；生殖道通畅的无精子者，往往具有难以克服的病因，除了极个别者外，绝大多数试图恢复生育能力的各种治疗手段都希望渺茫，因而不必太过执著，供精人工授精或领养子女可能是最佳的选择。

实际上，对于一个具体的患者，精液的表现各不相同，可以在精子数量、活力和形态上有不同的组合，甚至可以同时合并少、弱、畸形精子症，临床表现的严重程度和病因也不尽相同。因此，在选择治疗方法，尤其是在选择治疗药物和剂量时要综合考虑，并密切观察患者的治疗反应，定期进行必要的调整。最重要的是，进行 1 个疗程（2~3 个月）科学合理的治疗方案，一般情况下的花费不应该太贵，否则你可能遭遇到了"爱财"者，他们并不会在意你是否能够恢复生育，而只在乎你是否能够拿得出足够的金钱。

由于不育男人的病因不同、精子的"品质"不同、对药物治疗的反应不同，到目前为止还很少见到公认的在治疗精子质量中"表现"极佳的药物，许多经验性治疗获得的所谓"良药"往往缺乏合理的对照分析，也难以在众多的患者中有较好的"战绩"。所以，历史上治疗精子的许多药物，都在经历严峻的考验，绝大多数已经被淘汰出局或等待淘汰，真正"经久不衰"的经典药物也仅处于经验使用阶段，很难有"脱颖而出"的"才俊"。目前的药物治疗只是辅助治疗的方法之一，患者不应该过分迷信药物的"神奇"效果，更不应该听信虚假宣传的所谓"家传秘方"和"送子金丹"等徒具虚名的"灵丹妙药"。

58 改善精液质量的常用药物及用法

男性不育，主要与精子的数量和功能不佳有关。精子数量是非常重要的，就像我们要进行战争前要募集士兵一样，只有有了士兵，然后再是如何提高和改善士兵作战技能———实际上，受孕过程与战争一样激烈，甚至显得更加激烈。生育能力健康的成年男人一次射出的精液内的精子浓度一般在每毫升0.6亿~1.5亿。少精子症指每毫升精液中精子数目少于2000万，且精子的绝对数量少于4000万。精子浓度过少，导致受精概率减少，因而生育机会明显减少。

多数少精子症患者往往没有明确的病因，也就是通常所说的特发性少精子症，可以采用经验性的治疗方法，如克罗米芬（枸橼酸氯米芬）50mg/d，它是一种人工合成的雌激素衍生物，可竞争性抑制雌激素的作用，促使性激素分泌，从而促进睾丸的生精功能，增加精子的数量。在用药期间，要注意复查两项指标：①是精液常规，它能检测精子的数量和活动能力，从而检测药物的效果，决定是否需要调整用药方案；②是生殖激素水平，因为克罗米芬能影响内分泌，过高的睾酮水平可能会抑制大脑调节内分泌的功能，引起内分泌紊乱。此外，绒毛膜促性腺激素 2 千单位，2～3 次/周，或者小量雄激素（安特尔隔日或每日 40mg）都能增加精子的数量，可以在医生指导下适当使用。

在用药期间，不妨配合服用一些辅助性治疗药物。比如微量元素锌是生殖系统内重要的元素，缺锌会影响精子的活动能力，还可能使男性容易患前列腺炎、附睾炎等感染性疾病。因此，使用克罗米芬的同时，适当补充锌，可以进一步加强疗效。还有，维生素 C 能降低精子的凝集力，有利精液液化，还能保护精子细胞中的遗传物质；维生素 E 有调节性腺和延长精子寿命的作用，也是不育症患者的辅助治疗药物。中药治疗可选择五子衍宗类药物或仙茞冲剂。

连续用药 3～6 个月后，如果精子数量增加，可以坚持继续应用到精子数量达到理想指标或者妻子妊娠；如果有效，但还是没有使妻子受孕，可以采用精子处理人工授精技术解决生育问题；治疗无效的严重少精子症患者，药物治疗不应该超过 6 个月，长期、大量服用五花八门的药物对恢复生育能力并不会有太大的帮助。

由于治疗所需要的时间都比较长，一定要有耐心并坚持下去才行。根据多家的研究报告，克罗米芬治疗后精子数量增加的患者可达到 50%～80%，配偶自然妊娠率 20%～40%。克罗米芬治疗简单方便，副作用少见，费用也十分低廉，还是值得广大不育男性首先考虑选择应用的。

59 α肾上腺素受体激动剂是如何让精液迷途知返的

没缘由，射精变得越来越困难

近来，妻子已经多次向宋先生提出"抗议"，告诫他做人不要那么自私，为了保养自己而忍精不射，这太过分了。这让宋先生百口莫辩。

虽然已经 50 出头了，宋先生也自认性功能不如"当年"了，但是仍然可以应付自如，还没有到山穷水尽的地步，却不知道为什么，射精却越来越困难，射精量也越来越少，甚至经常不能射精。尽管自己在性交过程中尽到了最大的努力，尽管也有高潮样反应，但是仍然无济于事。实际上，宋先生出现这种情况已经有很长一段时间了，着实让他伤透了脑筋，却百思不得其解，也难以给妻子一个明白交代。妻子因此已经多次明确表示不满。为了平息妻子的怨愤情绪，也为了搞个清楚明白，给彼此一个说法，宋先生带着妻子走进了大医院。

尿液化验，验出逆行射精

在详细询问病情并进行必要的体格检查后，医生为宋先生开了血常规、血糖、尿十项检查，并打开了取精室的房门，告诉他在常规化验结束后，可以通过手淫的方法达到高潮，如果手淫有困难也可以让妻子帮忙解决，在达到高潮后留取尿液化验检查。很快，检查结果出来了。高血脂、高血糖、尿糖（+++），性高潮后尿液的检查结果显示满视野的精子。

看到化验单的结果，医生下了结论：糖尿病引起的逆行射精。

糖尿病并发症——膀胱出口松弛

宋先生坦然承认，自己患糖尿病已经有多年了，而且由于单位的工作繁忙，血糖控制的不是很满意，经常忘记吃药，饮食节制的也不是很严格。但是宋先生不明白，糖尿病与逆行射精怎么会挂上钩的呢！因此急切发问："逆行射精是怎么回事？我怎么会逆行射精呢？"

医生告诉宋先生，逆行射精是指在性生活过程中，尽管男性可以有性高潮及射精感，但膀胱颈开放，精液走了"后门"，全部自后尿道逆流入膀胱而不从尿道口射出。逆行射精的病因比较复杂，包括先天性和后天性的众多因素，就你的情况而言是比较明确的：由于糖尿病没有得到有效的控制，病变造成膀胱颈收缩功能失调而导致精液逆流。

糖尿病已经成为困扰许多男子性生活的一个大问题，由于糖尿病所造成的损害程度以及个体的差异，疾病对男人性功能的影响表现也千差万别，比较常见的是勃起功能障碍，但也经常会引起射精困难和不射精。糖尿病造成全身血管系统的病变，包括维持阴茎勃起的动脉和静脉血管的病变，可以造成阴茎的勃起不坚。为了达到高潮，性交中的男性必须要比以往付出更大的努力，因而性生活时间要明显延长。尽管如此，有时还难以达到射精所需要的对阴茎的刺激强度，尤其是在体力和精力不佳的时候，偶尔出现不能射精也就在情理之中了。同时，糖尿病患者的血管病变可以造成组织营养的障碍，同样可以影响到发动射精的支配神经，也是其出现射精困难和不射精的重要原因。糖尿病还可造成交感神经病变，使尿道内外括约肌功能发生共济失调。当引起体内支配膀胱颈关闭的交感神经病变，使膀胱颈部的平滑肌收缩无力，性生活过程中由于尿道壁压力相应增高，排出的精液由于发现了膀胱出口这扇宽敞的"后门"而出现精液逆流。

逆行射精 ≠ 不射精

医生继续解释说：尽管表面上看起来，逆行射精与不射精的患者在性交过程中都无精液排出，但它们是完全不同的两回事：不射精者往往缺乏性高潮，在性生活后没有精液射出，离心尿液也不能发现任何精子存在的证据；逆行射精者则有性高潮，手淫或性生活后排出的尿液内含有大量的精子。对于逆行射精者，只要改变排精通道"前门遇红灯"、"后门开绿灯"的状况，自然可以恢复性交时的正常排精。

控制血糖+关闭"后门"，让精液迷途知返

"那么，应该怎样才能恢复正常射精呢？"宋先生紧接着提出了这个问题。

医生告诉宋先生，首先要解除紧张焦虑心理，同时需要妻子的协作与理解。积极地控制血糖，尽可能地减少糖尿病对血管和神经系统的损害作用，是恢复糖尿病患者正常射精功能的重要手段。

至于逆行射精的直接治疗方法主要包括病因治疗和对症治疗两种。既然糖尿病是引起你逆行射精的主因，那么，只要控制血糖，糖尿病对膀胱出口神经的损害就可以得到有效控制或减轻。另外，选择麻黄碱或米多君等 α 受体激动剂类药物治疗，可增加交感神经对膀胱颈的控制力，提高其张力，关闭"后门"，也有助于防止精液逆流。在药物治疗无效的情况下，因膀胱颈过于宽松而发生的逆行射精，可行膀胱颈重建术，增加膀胱颈阻力，使精液顺行从尿道口排出。

经过近半年的积极治疗，宋先生的血糖一直保持良好状态，并逐渐恢复了正常射精。

60 哪些手术可以治疗男性不育

在治疗男性不生育的各种技术中也包括了手术方法，但手术治疗常常在主观和客观上容易被人们忽视。如认为不生育主要是女人的原因、药物就可以让精子恢复能力了、一些患者害怕手术治疗、一些辅助生殖学科的医生对手术治疗的适应证掌握不全面、认为可以通过"实验室"技术来"绕过"手术等观点。实际上，从全面的角度看，任何治疗方法都有自己的最佳适应证，选择恰当可以让患者少花钱、少受罪、获得最大的效益。所以，绝对不可以因为自己或医生的"好"与"恶"而选择或拒绝某种治疗方法，而手术是最容易被忽视的治疗手段，常可用于手术治疗的男性不生育方法包括：

（1）包皮环切：对于包皮过长经常诱发包皮阴茎头炎和包茎者可以手术切除包皮。

（2）矫治阴茎弯曲与阴茎硬结：对于阴茎严重弯曲而影响夫妻性生活的可以手术矫治。

（3）输精管吻合与输精管附睾吻合：对于进行结扎绝育手术的患者，以及由于炎症、损伤等造成局部梗阻的，可以手术来恢复局部通道的完整性，使得精液顺利排出。

（4）精索静脉曲张手术：在确定精索静脉曲张是影响生育的主要原因后，可以手术高位结扎精索静脉曲，有助于恢复自然的生育能力。

（5）睾丸活检、睾丸和附睾手术取精：睾丸活检是为了明确睾丸功能状态而进行的诊断性手术；手术取精是治疗常规精液检查无精子，但睾丸内可以有精子或生殖细胞，为了通过试管婴儿技术解决生育而采取的特殊取精手段。现代的显微取精技术，极大地改善了睾丸手术取精的成功率，提升了男科医生的自信心，让更多生育困难的男人实现了为人父母的愿望。

四、简单办法帮助男人获得后代

61 | 没有精子，还能治疗吗

一些男性不育患者在接受生育能力检查时，可能会发现精液内根本就没有精子，并被诊断为无精子症，这让他们大失所望。没有了"种子"，如何"收获"！看来生育无望了。但事实却并不都是很悲观的，许多这样的患者仍然可以有办法解决生育问题，只不过要付出一定的努力并遭遇到一些波折而已。

无精子症是指精液中无精子存在，但这只是表面现象，需要详细检查来进一步明确诊断的准确性，并要明确病因诊断和病情。这往往需要进行多次精液分析，还要进行离心沉渣仔细筛查精子。研究发现，在基层医院一次检查无精子的患者，来到我院后再次进行精液检查，大约有20%的患者的精液内仍然可以发现精子的存在，只不过绝大多数患者的精子数量非常少，这可能是当地检查错过了发现精子的主要原因。

对于经过反复的精液检查，甚至还进行离心沉渣检查，仍然难以发现精子的患者，就要进行睾丸发育和功能的评价。首先要看看两侧睾丸的大小及质地，以及附睾和输精管有无病理改变，以明确是睾丸不能产精子？还是精子不能正常排出？

对于睾丸发育基本正常的患者，可以考虑针对病因的治疗措施，或者应用内分泌药物治疗 3~6 个月。如果有效果，可以考虑继续用药，一直到患者达到自然生育的目的，或者考虑辅助生殖技术解决生育问题。

对于因为输精管道阻塞造成的精液排出障碍，可以考虑附睾或睾丸穿刺获取精子（图 16），或者可以考虑手术切开睾丸或附睾，为不通畅的排精管道"网开一面"。也有医生试图尝试让阻塞的生殖管道复通，通过吻合输精管，或者输精管与附睾的吻合，来让睾丸内的精子自行排放出来。实际上，只要睾丸或附睾内有一个精子，甚至于只要有不成熟的精子细胞，采用现代的辅助生殖技术也可以使患者获得生育机会；但如果是（睾丸本身具有明显病变的）小睾丸所致的无精子症，就没有太大的治疗价值了。

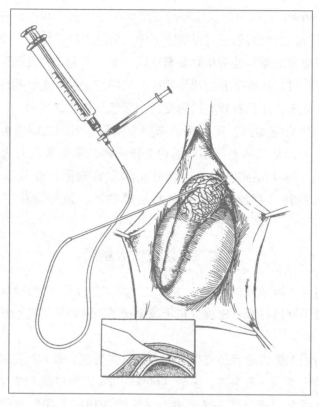

图 16　显微穿刺取精技术

62 治疗隐睾，要和时间赛跑

隐睾：不顺利的睾丸"搬迁"过程

　　有一部分男人，因为结婚后不生育，在接受必要的检查时，偶然发现自己的睾丸没有在它们应该在（阴囊内）的岗位上，而是在"肚子"里安了家，医学上称之为隐睾症。

据调查，隐睾占早产儿的 9.2%～30%，足月产男婴的 3.4%～5.8%，但在 1 岁时仅占 0.66%。由此可见，隐睾的发生率与早产密切相关，在生长发育过程中可逐渐降低，出生后仍然可以继续下降，但是 1 岁后继续下降的机会明显减少。隐睾症患者的睾丸处于相对高温环境，十分不利于睾丸的发育和青春期后的精子生成，可以造成睾丸的明显萎缩，阻碍精子的发生，给患者的生殖健康造成严重的危害，还具有较高的癌变机会而危及患者的生命。

造成睾丸"有家难回"的病因尚未完全阐明，但相关因素可以是多种多样的，主要原因包括母体妊娠期间的内分泌障碍让睾丸难以获得自然下降的"指令"，睾丸、睾丸系膜、睾丸引带及精索发育缺陷，以及睾丸在下降过程中遭遇到的各种"拦路虎"，如睾丸系膜粘连、腹股沟狭窄、皮下环过紧等。

隐睾：可以让男人绝后

无论是何种原因造成的隐睾，均可以因为"肚子"里的较高温度而影响精子工厂的精子制造过程，出现少精子或无精子，从而影响他们成年后的生育能力。

要想判断隐睾患者是否还有生育能力，首先要区分是双侧隐睾还是单侧隐睾以及隐睾的位置。一般来说，多数（60%～70%）的单侧隐睾患者的另外一侧已经下降的睾丸功能往往是正常的，并可能在功能上起部分代偿作用（一个睾丸"负担"起两个睾丸的重任），因而可以产生精子，甚至可能自然生育。但是，一侧隐睾的患者，对侧的睾丸未必都正常，有人发现单侧隐睾者中大约一半人的精子是正常的，而另外一半人可能有不同程度的精子异常，甚至严重者可以无精子。

隐睾的位置也十分重要，越是隐睾位置深（睾丸位置较高）的患者，恢复生育的机会越小；而睾丸位置较低的（腹股沟内）隐睾患者，睾丸可以有不同程度的生精功能，生育机会较大。隐睾位置的发生频度如图 17 所示。

比较准确判断隐睾患者的生育能力的方法是进行直接的精液分析，来看看精液内是否有精子、有多少精子以及精子的功能状态。

尽早让"漂泊"的睾丸"回家"

人们常常有这种感想：在哪里也不如在家里，而睾丸理想的"家"是在

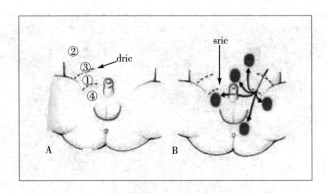

图 17　隐睾的位置及其发生频度

A. 隐睾症：睾丸下降停留的可能位置和频率；B. 睾丸异位症：sric 腹股
沟管浅环，dric 腹股沟管深环

阴囊内。寄居在"别人"的领地毕竟不是长久之计，睾丸自己也会觉得非常
难过与痛苦，还可能会因此而患上"要命"的（恶性肿瘤）疾病，需要有一
个果决的手段把睾丸"接"回到自己的寄居地，让睾丸"回家"，而且要尽
快。婴幼儿及儿童青少年时期处在睾丸生长发育的关键阶段，如果处理不当，
可能对其成年后的生育功能造成无可挽回的影响。

　　可以通过手术来解决隐睾问题，将睾丸向阴囊内牵引（睾丸牵引固定
术）。隐睾是可以早期得到有效处理的，并因此可以防止其成年后的性和
生育能力的损害，关键是要抢时间，务必要尽早完成治疗过程。所以，男
婴出生时，父母一定要关心一下孩子的睾丸位置，检查一下睾丸是否在阴
囊内。

　　双侧隐睾在 12 个月内仍然有自然下降的可能，所以可以耐心等待；12 个
月后睾丸仍未下降者，就应该寻求专科医生的帮助，系统的应用内分泌治疗
1~2 个月，部分患儿可获得睾丸下降；治疗效果不满意的患儿应该在 2 岁以内
行双侧睾丸牵引固定术，通过手术来解决隐睾问题（图 18），只要手术能够成
功，就有恢复生育的希望；单侧隐睾往往合并局部解剖异常，内分泌治疗有效
率较低，必要时可以直接考虑手术治疗。

　　手术时间的选择十分重要，2 岁以后的隐睾患者的睾丸开始出现不可逆性
损伤。以往治疗该类患者在 8 岁或 4 岁时进行手术，但许多患者生育功能已经

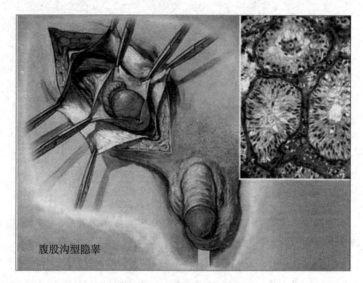

腹股沟型隐睾

图18 将睾丸请回自己的"安乐窝"

受到损害；而青春期后的手术治疗，对于恢复生育功能几乎没有作用，所以2岁以内进行手术治疗是可取的，尽早让"出走"的睾丸回到自己的岗位上，恢复其正常的工作环境。

隐睾的治疗还可以救命

让"迷途"的睾丸尽早"回家"不仅是出于对日后生育问题的考虑，隐睾还有发生疝气、损伤、癌变、扭转的风险，对男性精神心理影响也值得关注。隐睾发生癌变的时间多在20岁以后，比正常睾丸癌变的概率大20～48倍，而高位隐睾更容易癌变，即使是在成年后将隐睾"放"在阴囊内也不能完全防止以后的癌变，但将起置入阴囊后便于管理，可以随时发现异常改变而获得及时治疗。

因此，即使是已经丧失了生育能力或者已经生育子女的成年隐睾男性，也应该尽早解决隐睾问题。在手术十分困难（难以将睾丸牵拉到阴囊内）的情况下，还可以考虑将隐睾摘除。

63 尿道下裂者怎样让妻子妊娠

尿道下裂是阴茎的先天性发育异常，使尿道没有开口于阴茎的头部，而是在阴茎的腹侧、阴茎阴囊的交界处或在肛门前面的会阴部开口（图19）。大约每150个男孩中有一个这样的男孩发生，看来其发生率还不少见。

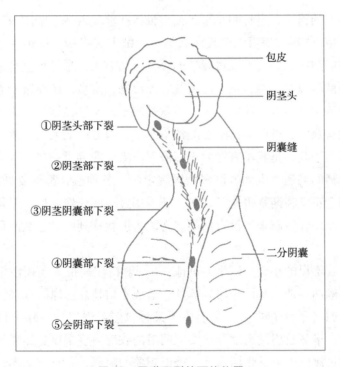

①阴茎头部下裂
②阴茎部下裂
③阴茎阴囊部下裂
④阴囊部下裂
⑤会阴部下裂

包皮
阴茎头
阴囊缝
二分阴囊

图 19　尿道下裂的可能位置

尿道下裂者，有的可以影响到阴茎的勃起功能，有的人虽然能够有一定的阴茎勃起，也能够勉强完成夫妻生活，但由于尿道口的位置异常，常不能将精液排到妻子的阴道内，因而不能生育。

对于尿道下裂的患者，可以通过手术矫治，但最好在幼年阶段完成。经历成功的手术矫治的患者，在性功能正常、睾丸能产生正常的精子、并能够排出的情况下，完全可以恢复自然生育能力。对于已经发育成熟的男性，为了解决生育问题，还可以采用人工授精的方法，就是在妻子的排卵期内收集性高潮时排出的精液，将精液直接送到妻子的阴道、子宫或输卵管内而使妻子妊娠。

64 不射精，让妻子先妊娠再说

走进诊室的男子，自称叫小金，面容憔悴而略显羞怯，刚刚坐下后便向医生讲起了病情："每次房事无论我多么努力，都无法将精液排出到妻子的身体里面，这可能与我在婚前的太过频繁的手淫习惯有关。尽管每次行房也有涨满的感觉，但就是没有高潮，也无法将其宣泄出来，房事后还要避开妻子，偷偷地进行手淫解决掉精液。我们夫妻本来就是晚婚，又已经结婚5年多了，到现在一直也没有孩子，彼此的年龄已经都不小了，双方的老人更着急。我知道不生育的原因在于我，是我没有能力把精液射出来。我翻了一些书籍，知道自己是患了不射精的毛病，也到过许多大医院求治，各种检查都反复做过多次了，精液化验完全正常，药物也吃了许多，还采用过一些仪器治疗，但是最终结果都不理想，反倒让我越来越没有信心。您能告诉我这到底是怎么回事吗？我还有救吗？"

望着痛苦不堪的小金，医生告诉他："不射精症是指男人在性生活过程中不能达到高潮而不能将精液排出到体外。造成不射精症的原因有多种，其中有小部分的自慰（手淫）男人，在形成了某种自慰习惯以后，除了自慰方式外都难以射精，毕竟自慰的力度要比女人阴道的收缩力度来得更加强烈，这给他们婚后顺利过渡到夫妻性生活造成了难以想象的障碍，一旦与女人性交时，阴茎反而勃起不坚挺或不能在阴道内得到足够的摩擦刺激，因而难以射精。不射精让男人难以在妻子面前抬起头来，也让生育成了大问题。"

随后，医生问小金："结婚多年一直不能阴道内射精，是否影响了夫妻感情？"

"绝对不会"，情急之下的小金分辩道："我们俩是青梅竹马，双方的家庭也知根知底，尽管结婚才5年多，但彼此之间早已达到很高程度的默契，甚至常互称对方为'老伴'"。

"那么，如果治疗需要对方配合，她会很合作吗？"小金很有把握地回答："绝对没问题。"医生风趣地说："看来你娶到了一位很贤惠的妻子，下次带她一起来吧"。

没过几天，小金带着妻子再次来到了医生诊室。医生对小金的妻子说："看来你丈夫的问题与婚前过度手淫造成的阴茎敏感度降低有关，只要戒除手淫，逐渐可以恢复阴茎的敏感度，适当配合药物治疗及性生活技巧，可完成阴道内射精，但是这些显然都需要过程和时间。你们夫妻是否着急解决生育问题呢？"

妻子回答："尽管他不射精对我的感受没有太大的影响，但我觉得那是一种病，总要等到疾病治好后才能想到生育问题。我支持他积极治疗，疾病让原本十分幽默开朗的他改变了许多。"

"如果让你先妊娠对男人的不射精治疗有帮助，你会考虑吗？"

妻子关切地说："只要对他好，怎样都可以，况且能让我妊娠也可以平息单位和邻里的风言风语，还能让两家老人安心。我先妊娠真的对他的治疗有好处吗？他不射精，我又怎么能妊娠？"

目前临床上治疗不射精症的主要办法是围绕加强性刺激和增强男人生殖器官的直接性感受，像你丈夫这样遭遇到巨大困难而难以"速成"的不在少数。是否能够射精毕竟是夫妻间的事情，但是不能有孩子却可以让周围的人们十分"关注"，这种关注使得隐秘的夫妻生活遭遇到被"监控"的尴尬命运。这种无形压力，可以加重男人的精神负担和不射精病情，并形成恶性循环，使不射精的治疗更加没有了指望。现代医学从精神心理角度出发认为，可以让不射精者首先解决生育问题，先有一个孩子，这可以让男人放下沉重的思想包袱，也可以平息外界的舆论压力，还可以为自我调整射精能力争取到宝贵的时间，对于调整不良的心理状态，克服不射精的困境，常有意想不到的效果。在临床实践中，我们也频频发现，生育后的不射精男人，不射精的情形确实有许多不治而愈的范例。即使是仍然不射精者，治疗起来也要容易得多。所以，先生孩子，再治疗不射精也是一种合情合理的选择，治疗不射精和不生育并不矛盾，是一个事情的两个侧面。你们可以收集手淫射出的精液，进行家庭内的"人工授精"，即在妻子的排卵期内将获得的精液用一个无菌的一次性注射器（去掉针头）吸入，然后将精液推注到妻子的阴道里面，可以让妻子妊娠。

终于弄清楚全部状况的小金这会儿恢复了以往的幽默感，对妻子说："老伴，我们走吧，既然已经明白了，还不抓紧时间赶快回家去妊娠"。

65 睾丸内有精子但排放不出来该怎么办

对于部分无精子症患者，体检发现双侧或单侧输精管有局限性硬结的，最好通过辅助检查来明确硬结是否造成了输精管的阻塞，以及阻塞的范围，简单的采用输精管造影技术就可以明确。输精管通畅的患者，只要局部的结节没有明显的临床症状（疼痛、肿胀、囊性感等），暂时可不做任何处理，仅动态连续观察其变化。对于确实造成了输精管道阻塞的患者，可以采用手术方法将有结节的部位切除，然后再把断端给接在一起。为了防止吻合口的再次阻塞，还可以在手术接通输精管后，让患者尽早解决生育问题，或者将患者的精液取出来，冷冻于液氮内低温长期保存，以备日后生育的问题，可以算是生育能力储备。

对于睾丸内有精子的患者，根本的解决办法是恢复生殖道的通畅性，这是一劳永逸的好办法，也可以有自然受孕的机会，输精管结扎时间较短者，术再通后的妊娠率甚至比体外受精的妊娠率还要高，这为大多数夫妇所接受，而且费用比较低廉，而穿刺获得精子进行试管婴儿治疗的费用昂贵，而且体外受精还需要超排卵，对女方也有许多不便，因此对于有再通可能的输精管道梗阻者，即便其梗阻时间较长，也应建议首先行再通手术。

再通手术的方法有多种，主要根据患者的具体情况，由专科医生决定。输精管结扎术后和输精管梗阻两类患者行吻合术后，其再通率分别约为80%和60%，再通率和妊娠率的高低与梗阻持续的时间和梗阻的病因有关。

对于反复检查无精子的患者，已经确定睾丸功能正常，血清生育相关的内分泌激素化验正常，以及生殖道梗阻的男性患者手术重建困难、不可恢复或拒绝手术重建时可以考虑手术取精。试管婴儿技术的发展和先进的外科附睾、睾丸取精术彻底改变了先前无法治愈的睾丸衰竭或不可修复的梗阻性无精子的状况。常见的取精方法和途径包括：①显微外科附睾精子抽吸技术（MESA）；②经皮附睾精子吸出技术（PESA）；③自生的精液囊肿；④睾丸取精术。

射精管口闭塞也可以造成梗阻性无精子，患者表现为严重的无精、少精、弱精。至少有一条明显的输精管、精液量少、精液果糖无或低时，应怀疑射精管梗阻。如果血清 FSH 正常，睾丸活检生精细胞发育正常，可以确诊。手术采用尿道镜下后尿道纵向切开或精阜切除，术后 45%~60% 患者的精液质量有改善，妊娠率为 29%~35%。

66 避孕套让我家免于绝后

36 岁的赵先生结婚 5 年，膝下仍然没有一男半女，本来就已经属于晚婚，一直也没有孩子，让他们夫妻很难过也很尴尬，亲朋好友常常会善意地询问此事，更让他们烦恼不堪。不得已的情况下，夫妻同时接受了不生育的检查。检查结果发现，除了妻子血液内有抗精子抗体外，双方一切正常。赵先生一再询问是否要开一些药来治疗妻子的异常情况？医生却没有开任何药物，而仅让他们回家选择性生活过程中戴避孕套，并一定要坚持半年，半年后再来诊，监测妻子的排卵。半年后，在准确查到妻子的排卵日，医生让他们回家过性生活，并解除避孕措施。半个月后，妻子的月经没有按月准时出现。一个月后，化验尿液，出现了可喜的"两道线"，妻子妊娠了。

赵先生夫妻的不生育是由于妻子体内出现了抗精子的抗体，在男子的精液射入到女性的阴道内时，可以杀死或者明显抑制精子的活动和受精能力，因而造成了不生育。它的产生原因与女性的生殖道损伤、炎症等有关，而精液内精子对女性的刺激是直接原因。只要不让女性接触到精子，经过一段时间后，产生的抗精子抗体会逐渐地减少，最后消失，因而可以恢复生育能力，医学上称之为"脱敏疗法"。降低抗精子抗体的方法很多，如可以服用糖皮质激素类药物，快速降低或抑制机体的免疫反应，还可以应用中药等，但是由于这种抗体的产生机制还没有完全清楚，理论上治疗抗精子抗体的办法也不能完全奏效，治疗结果还要看个人的"运气"。此外，应用药物将会影响到身体的很多方面，还可能给妊娠后的胚胎带来一些不良影响，而戴避孕套不仅不需要花很多钱，还简单有效，是治疗女性抗精子抗体不育的好方法，值得首先选用。

如果男人体内也存在这种精子的"自杀"性抗体，那就更是雪上加霜，对精子的打击可想而知。治疗上首先选择针对病因的治疗，如消除感染、治疗局部的损伤性因素等。对于没有明显原因的患者，可以考虑采用抗氧化作用的维生素 C 和维生素 E，并可以采取糖皮质激素类药物短期治疗，但是效果如何，也一样要看患者的"运气"。

无论是男人，还是女人，由于病因明确的单纯抗精子抗体阳性造成的不育，经过常规治疗没有获得"运气"的，可以考虑实验室技术，如对精子的体外洗涤技术可以将绝大多数的精浆内的抗精子抗体洗掉。或者可以直接考虑试管婴儿技术，将一个精子注射到女性的卵细胞内，达到直接受精（体外育"苗"）的目的，解决生育问题。

67 丈夫的血保住了我们的儿子

妊娠于 28 周前终止，胎儿体重不足 1000 克者，称为流产，主要表现为阴道出血和腹痛。流产发生在妊娠 12 周以前的为早期流产，发生在妊娠 12 周以后的为晚期流产。流产连续发生 3 次或以上者，称为习惯性流产。流产可以区分为自然流产和人工流产两种，前者是指胎儿或胚胎因某种原因自动脱离母体而派出，后者则指通过药物或机械性干预措施等人工方法而使妊娠终止。自然流产是女性常见的不育表现之一，发生率占全部妊娠的 10%～18%，多数为早期流产。

孕卵及胚胎方面的问题是早期流产的主要原因，而生殖器官病变及其他全身性病变也可以造成流产。生殖系统感染（弓形虫、巨细胞病毒、风疹病毒、单纯疱疹病毒等的感染）、内分泌紊乱（黄体功能不全、甲状腺功能低下等）、生殖器官发育异常（子宫或宫颈发育异常、宫腔粘连、子宫肌瘤）、遗传异常（染色体、基因等的异常）、免疫异常（抗精子抗体、抗卵巢抗体、抗子宫内膜抗体、抗锌磷脂抗体、子宫内膜对胚胎的容受性）等，都与习惯性流产有关。近年来研究发现，小部分早期自然流产的病因与男性的精子质量异常以及遗传（染色体的微缺失及基因突变）和免疫（抗配偶淋巴细胞毒抗体）方面的问题有关。

张女士已经结婚多年了，最开始因为年纪轻，也希望多做一些工作，没有着急要孩子，夫妻俩勤奋努力，事业上一帆风顺，也打下了一片天地。然而在以后想要孩子的努力中却备受打击。已经连续 4 年了，每年都要流产一胎，而且都是在 40~50 天。最初的流产也没有太在意，以为是自己不小心造成的。第 3 胎一妊娠，就加了小心，什么事情也不敢做了，也与丈夫分房而住，但是仍然在妊娠的第 40 多天出现了阴道流血，做 B 超医生发现我的子宫内有一团东西，说是"胎囊"，但是没有发现有孩子的心跳存在，告诉我不得不做掉了。为了明确流产的原因，我们夫妻将能够做的检查都做到了，连染色体都检查了，结果没有发现任何问题。

我深爱我的丈夫，不忍心让他绝后，也不愿意让我们美满的夫妻生活因此而蒙上阴影。在经过了一段时间的休养后，我又一次进行了尝试。第四次妊娠让我彻底绝望了。刚刚知道自己妊娠后，就不敢做任何活动了，整天在床上趴着。在妊娠 35 天的时候，做了一次 B 超，没有看到我渴望的孩子的心跳。不久，让我心惊肉跳的感觉又出现了。我没有干等，而是找到医生进行了积极的保胎治疗，几乎什么药物都用到了，维生素 E、保胎丸自不必说，每天注射的黄体酮已经把屁股都打得吃不消了。这次我的妊娠时间坚持得比以往都更长，但是每次 B 超检查仍然难以见到孩子的心跳，胎囊却在不断地增大，我似乎看到了一线希望。然而不久，鲜血还是如期而至，不得不再一次将孩子做掉了。看着别的住院的妇女，或者进来一个而出去两个，或者一次再次地做人流，我的眼睛都要流血了，这里有羡慕，而更多的还是心痛。我真的不知道该如何面对自己的丈夫、双方的父母和朋友，尽管他们都给了我宽容和理解甚至同情，但是我总觉得不是滋味，难道上天就不能恩赐给我们夫妻一个孩子了吗？

偶然的机会使笔者与这对夫妻相识，并了解了他们的痛苦与无奈。在经过详细的病情分析后，笔者决定为他们进行一次奇特的保胎治疗：在妊娠前进行丈夫的淋巴细胞接种。抽取丈夫的血液，分离其中的淋巴细胞，多点接种给妻子的前臂皮下，每 3 周 1 次，但在采用该疗法前应该通过化验检查明确是否流产因这种免疫异常所致，并可以推测该法保胎的成功率，这项检查的名称是"抗配偶淋巴细胞毒抗体实验"。连续 4 次接种后，这对夫妻再次妊娠，尽管在妊娠期间也不乏风吹草动，但总算有惊无险，最终平安地生下了一个健康男婴。刚刚生育不久的张女士的心里十分激动，生育孩子的痛苦和这些年来所遭的罪，真想"痛打"孩子一顿以获得"补偿"，但是看着安详吃奶的孩子，满心的委屈全化作了幸福的泪水。

引起习惯性流产的原因很多，如夫妻双方的染色体异常、内分泌失调、女性的生殖器解剖异常等，但是绝大多数的习惯性流产与人体的保护性"卫士"（免疫系统）功能异常有关，可能是免疫增强或者免疫低下，而孕早期的母体由于夫妻间的"白细胞抗原相容性"过高，使得免疫反应低下，因而无法产生足够的"封闭抗体"来保护胚胎，使胎儿遭遇排斥的发生情况是很常见的，这样就可以将幼小的生命扼杀在了萌芽状态。张女士就属于这种情况，并且利用自己丈夫的血液中的免疫物质来调整妻子体内的免疫系统，使妻子对孩子的"容忍"程度提高。张女士由于采用了有效的保胎治疗而获得后代。

68 丈夫淋巴细胞免疫接种保胎的四点关注

采用丈夫的淋巴细胞给妻子免疫接种，可以使妻子产生封闭抗体，保胎成功率在80%以上（《健康报》报道），也有报道达到90%以上（《家庭医生》2008年16期），往往有意想不到的疗效，也是这种不明原因早期习惯性流产妇女的唯一有效保胎方法。值得注意的是，引起女性早期习惯性流产的原因很多，诊断往往很困难，需要排除引起流产的各种病因后才会考虑，如感染、内分泌、子宫发育、遗传等因素。而且，在进行前述类似的保胎治疗过程中，有四点是非常重要的。

（1）千万不要忘记这种治疗方法的"绝对"禁忌证。对于计划接受这种"血液"接种的夫妇，一定要检查丈夫是否患有各种传染病，主要是病毒性肝炎（乙肝和丙肝）和其他一些传染病，尤其是近年来携带者逐渐增加的获得性免疫缺陷（HIV）病毒感染是不容忽视的，千万不要为了解决生育的问题而让妻子患上传染病，有些传染病是可以给患者带来终身遗憾的，如乙型病毒性肝炎是终身不愈的，还与肝硬化和肝癌有密切关系。患有传染病的丈夫也不要勉强医生给自己的妻子进行接种，那样做一方面是对妻子的不爱护，另外一方面也给医生出了难题，使得医生有成为"被告"的可能。而一些不育夫妇，由于求子心切，而且反复流产，在获得可以有效果确切的保胎措施后，坚决要求进行治疗，甚至可以隐瞒患有传染病病情的现象，这是应该坚决制止的。对于这样的人群，我们可以采用其他来源的健康血液进行治疗，如丈夫的兄弟、父亲、叔叔等，或者可以考虑从"血库"里获得健康献血源的血液。

此外，如果妻子对这种接种方法"过敏"（局部反应非常强烈）以及有其他的一些不良反应，也不适合于选择"血液"保胎，而应该寻找其他的有效治疗途径。

（2）即使采用这种"血液"保胎治疗失败了，也不一定说明这种方法是无效的，一定要仔细地追查原因。如接种的"血液"是否剂量不够？是否接种的次数较少？接种的途径是否存在问题？女方是否存在免疫反应水平低下情况？接种后是否起效果了？等。将这些问题都圆满地回答后，可以考虑进行必要的改进，并可以为生育孩子再进行一次"拼搏"。

（3）千万不要忽视了妻子精神心理作用，否则会使我们的一切努力都付之东流。妊娠初期的妇女，由于胚胎要在子宫内"安家"，必然会引起某些不舒服的感觉，甚至可以出现疼痛等类似流产先兆的症状。同时，由于妊娠带来的生殖激素分泌改变，可以有阴道分泌物增多的表现。这些都反复强化妻子的"又要流产"的印象，使其处在高度的紧张状态，对于继续妊娠特别不利，因为精神紧张可以导致内分泌的紊乱，体内可以分泌许多异常的激素，其中一部分激素可以引起子宫的收缩，产生疼痛不适症状，特别容易诱发早期流产。所以，在让妻子充分解除精神顾虑的同时，最好与一位有经验的医生保持密切联系，无论在何时何地都可以随时得到专家的指导和建议，这对于精神已经十分脆弱的女性来说是十分重要的。

（4）尽管新出现的丈夫血液（淋巴细胞）接种可以使绝大多数（70%～80%，有人认为可接近100%）的"不明原因"的早期习惯性流产患者获得有效治疗，但是流产的原因是多种多样的，有时单纯的一种保胎方法也并不总是能够奏效，这种主动免疫治疗也并不能适合于所有的习惯性流产患者，还要进行必要的检查来严格把握适应证。

由于部分流产是母体对胎儿的排斥作用增强，因此从免疫抑制出发的保胎方法，如应用黄体酮口服或注射，或者近年来采用的绒毛膜促性腺激素（比黄体酮对胎儿的不良影响小且少一些），也具有一定的疗效，而且这样的保胎方法有着久远的临床应用历史。所以，采取综合的保胎方案是可取的，即免疫增强和免疫抑制序贯进行。这听起来似乎十分矛盾，实际上是有着深刻道理的。在妊娠前进行免疫增强，用丈夫的淋巴细胞增强妻子对胎儿的保护性反应抗体；而在妊娠后进行免疫抑制，则是抑制母体对胎儿的排斥反应，这种

"双保险"的保胎治疗方案可以明显提高保胎成功率，也是目前最强化的保胎方案。此外，一些大众化的保胎药物，如小剂量叶酸、阿司匹林、维生素类等药物也有一定辅助作用。

顺便提一句，许多女性在妊娠后尽管也确实选择了一些保胎方法或措施，但是仍然遭遇失败，这可能与她们的保胎措施启动的不够早或治疗手段无效有关。如有些女性在知道自己妊娠后，什么家务都不干了，卧床不起，甚至连吃饭和大小便都不离开床铺；有些女性妊娠后购买一些"保胎丸"等药物以及一些无关痛痒的药物治疗；多数遭遇过流产的女性还是愿意积极到医院接受保胎治疗，但是往往是在发生腹痛和流血等流产征兆后才接受保胎治疗，此时多数保胎治疗效果已经大打折扣。这些妇女的保胎治疗切记的是要做到"尽早"和"有效"。一旦发现自己可能妊娠后，应该马上到医院接受必要的检查，如测定血清雌二醇、HCG和黄体酮水平，根据自己缺乏的激素不同，来选择需要补充的药物种类和剂量。

69 选择强化保胎要慎重

发生过流产等不良妊娠结局的女性，一旦准备再次妊娠，要做好充分准备，关键在于找到造成流产的真正原因。如果仅仅是偶然的一次流产，很可能是一个"意外"，可能是由于排卵后的延迟受精、卵子过熟等引起的受精卵染色体异常所致，夫妻双方可以行常规的生育方面的简单检查，如果没有异常所见，可以在流产后的3个月以上或女方月经正常后再次考虑妊娠；如果为习惯性流产，则应该积极寻找病因并给予相应的处理，在妊娠后严密检测妊娠情况；如果为染色体异常所致的流产，还需要进行产前诊断，通过羊水细胞染色体核型分析，了解胎儿是否存在染色体异常，还可以选择在着床前的遗传学诊断（PGD）。

对于一些反复出现（习惯性）流产的妇女，在再次妊娠后或出现流产先兆后，首先想到的就是要到医院进行保胎治疗，希望能够通过医生的帮助来挽救自己孩子的命运。实际上，患者的这种心情是可以理解的，但这种考虑有许多不周到之处，而且对保胎治疗的后果一无所知。流产次数越多，对妻子的打击也越沉重，再次妊娠再次流产的机会也将越大，造成流产的病因可能也越严重，其中有一些病因是难以克服的，如遗传异常造成的习惯性流产。习惯性流产可能是胚胎有缺陷，或者是由于母体有缺陷，现代医学还认为部分流产原因与丈夫有一定的关系。如导致流产的染色体异常，不仅可以发生在女方，也可以发生在男方，可见将流产的责任完全归于女方是不公平的。

如果不查明流产的真正原因，盲目地进行保胎治疗，是不会得到好结果的，几乎多数的盲目保胎措施都将导致失败；个别人的保胎治疗尽管可能侥幸成功，但出生的孩子可能也有各种缺陷。

不要因为流产而胆战心惊，那种因为害怕流产而选择保胎治疗、不做任何家务、甚至要严重到卧床的态度是不可取的，也没有必要。一旦发生流产，夫妻双方应该正确面对，应该接受必要的检查和相应的处理。对于难以逾越的不治之症，千万不要勉强自己进行反复的妊娠－保胎－流产的恶性循环；对于确实可以采取有效措施治疗的患者，在经过一段时间的充分休息和子宫恢复后（一般选择半年以后）可以再次妊娠，而不必要进行过多的保胎处理。

流产是对有问题的妊娠和胚胎的自然淘汰过程，是保证人种健康的重要机制，符合自然选择法则。尽管流产让夫妻很不愉快，但是一时的不愉快会远胜过生育异常孩子所带来的终生不愉快。所以，不要轻易选择进行保胎治疗，只有确保子宫内的胎儿是发育正常的，才可以进行适当的保胎措施。

70 | 绝育男人可以不绝育

许多男人在已经生育子女后，积极响应国家号召，进行了绝育手术（输精管结扎术）。但是，经过若干年以后，当他们因为某些原因，如子女意外伤亡、残疾、丧失生育能力等客观因素，而 2016 年二胎放开后，需要再次生育时，以往的绝育手术成为他们获得子女的最大障碍。选择做输精管吻合手术的难度有多大？手术成功率有多高？等问题困扰他们。

造成输精管结扎手术男子不能生育的主要原因是排放精子的通路受到了干扰，使得睾丸内制造的生育"种子"被牢牢地限制在睾丸内，因而丧失了让卵子受精的机会。此外，结扎手术造成的自身免疫反应等也对精子十分不利。对于这部分人的生育问题，现代的医疗技术完全可以圆满解决，结扎手术并不能完全剥夺男人的求子愿望。

　　首先要选择的治疗措施就是恢复输精管的通畅，使得精子能够从自然的途径排放出来，采用的手术方法在医学上称为输精管吻合术。输精管吻合术非常简单，手术时间也很短，一般为 20~40 分钟，费用也相当低廉，是面向基层的大众办法，当然也是非常管用的办法。输精管吻合术有两种手术方法，即传统的手术方法（图 20）和显微外科方法（图 21）。由于显微外科技术的进步，使输精管吻合的准确性和成功率明显提高。

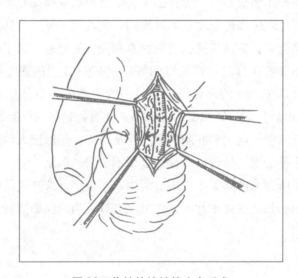

图 20　传统的输精管吻合手术

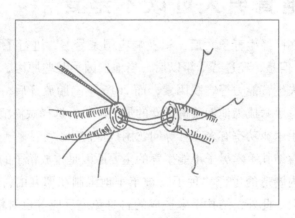

图 21　显微外科输精管吻合术

但是，对于进行了手术吻合输精管的男人，他们最关心的是能否有生育能力，与之相关的一些问题常常困扰着他们，如手术是否成功地恢复了输精管的通畅性？手术后的精液内是否出现了精子？精液内的精子是否具有生育能力？吻合的输精管是否还会再次堵上？如果手术后经过一段时间仍然没有让妻子妊娠，还有什么办法？等。

输精管手术治疗的成功与否决定于操作者的经验和技术、输精管的具体情况、是否出现手术后感染等并发症。手术后在精液内出现精子就表明手术是成功的，输精管恢复了通畅，平均约80%。如果手术治疗失败，精液内没有出现"久违"了的精子，在经过一段时间的恢复后，一般需要2~3个月，可以考虑再次进行手术尝试，仍然有成功的机会。但是手术成功并不一定能够让女方妊娠，手术吻合后的再生育率波动较大，一般为40%~60%。

对于手术后已经恢复了输精管的通畅性，精液内已经出现了精子，但经过一段时间仍然没有妊娠的患者，可以按照一般的不育症进行治疗，毕竟经过这么多年没有"使用"的精子也可能"懒惰"了，或者制造精子的工厂（睾丸）也可能在此时期遭遇过各种打击或"不测"，使得制造出来的精子不能适应激烈竞争（使卵子受精）的需要。在经过药物治疗一段时间后仍然不能恢复自然生育者，可以考虑实验室技术，让外力来"扶持"精子一把，如精子体外处理、人工授精、宫腔内人工授精等技术。万不得已时，通过试管婴儿技术也完全可以解决这类夫妇的生育问题。

71 | 绝育男人选择输精管复通手术要考虑周全

对于这部分人的生育问题，想象中应该不是太难解决的，只要把绝育手术堵塞了的输精管复通，就可以实现自己的求子愿望。首先要选择的治疗措施当然是恢复输精管的通畅，使得精子能够从自然的途径排放出来，采用的手术方法在医学上称为输精管吻合术。包括传统的手术方法和显微外科方法。由于显微外科技术的进步，使输精管吻合的准确性和成功率有明显提高。但手术成功并不一定能够让女方妊娠，手术吻合后的再生育率波动较大，一般为40%~60%。

对于计划选择手术吻合输精管的男人，他们最关心的是能否有生育能力。如果手术吻合输精管后仍然不能获得自然生育能力，则手术变得徒劳无益。一些男性在完成输精管手术复通之后，精液化验仍然见不到久违的精子；即使复通后精液内有了精子，却仍然难以繁衍后代，真正顺利恢复自然生育的人并不多，与之相关的一些问题常常困扰着他们，如手术是否成功地恢复了输精管的通畅？手术后的精液内是否出现了精子？精液内的精子是否具有生育能力？吻合的输精管是否还会再次堵上？如果手术后经过一段时间仍然没有让妻子妊娠，还有什么办法？等。

实际上，道理很简单。除了要求手术技术完美外，阻碍他们生育的原因还包括：

（1）以往绝育手术方式：除了常规的输精管结扎术以外，男性绝育方式还包括黏堵和栓堵，前者的手术结节较小且局限，手术切除结节后的复通多比较满意；而后两者由于用作输精管阻塞的材料问题，可能会造成输精管内较长距离的堵塞，因此可能需要切除较长的输精管来吻合，即使如此也难以确保完全复通，而部分患者可能由于堵塞范围过广而难以完成输精管吻合手术。此外，包括附睾在内的其他部分生殖管道是否也发生了病变都需要明确。

（2）睾丸功能：对于一个已经没有生精能力的睾丸来说，生殖管道是否通畅都没有实际意义。尽管年龄老化对健康男人的生育能力影响还不大，但绝育手术后男人的生育能力恢复却与绝育年龄相关，这可能与绝育手术后带来的感染、自身抗精子免疫、炎症、继发性睾丸功能障碍等有关。

（3）配偶的生育能力：多年不再生育的配偶是否具有完备的生育能力值得商榷。以往的生育过程是否留下了不良影响？多年的生活中是否遭惹上了某些影响生育能力的疾病或异常？等，都需要明确。

（4）配偶的年龄：女性年龄的增大是障碍其生育能力的重要因素。那些希望再次生育的人群中，往往夫妇双方的年龄都比较偏大，而研究证明：35岁女性的生育能力仅相当于25岁女性的50%，38岁时则降低到25%，超过40岁时则少于5%。

因此，在选择输精管手术复通之前，需要明确几个问题：

（1）基本明确睾丸是否有生精功能：显而易见，睾丸变小、质地变软往往标志着睾丸功能不良，当睾丸容积小于8ml时，尤其是同时伴有质地偏软，则多数难以获得精子。此外，对于睾丸大小正常的男性，还可以通过化验生殖内分泌激素来判断睾丸功能，主要包括促卵泡激素（FSH）、黄体生成素（LH）、雌激素（E2）、泌乳素（PRL）和睾酮（T），其中 FSH 的检测结果最为重要。血清抑制素 B 在判断睾丸生精能力中的价值比 FSH 更高。

（2）检查附睾情况：如果发现附睾的头、体、尾均存在广泛病变者，此时进行输精管吻合没有任何意义；如果附睾的病变仅局限在尾部，可以进行附睾穿刺检查是否有精子，然后再决定是否进行输精管复通手术，也可考虑手术探察，在术中检查附睾的生精能力，并将障碍精子通道的附睾尾部切除，然后再与输精管的近心端吻合。

选择手术前，预先进行附睾穿刺或睾丸活检来判断睾丸的生精能力也是明智选择，可以增加手术复通的概率。有些医生更愿意选择在手术台上先进行附睾穿刺，发现有精子后再进行复通手术，是比较聪明的做法。

（3）评价结扎后局部结节的范围：通常单纯进行输精管结扎术者，局部的吻合结节比较局限，切除结扎结节并进行吻合应该不太困难；粘堵术和栓堵术的局部结节范围则可能比较广泛，切除结节后的吻合手术因没有足够的输精管而变得十分困难或不再可能。此外，生殖系统的许多继发性疾病，如感染结核、损伤等，也可以让附睾、输精管等生殖管道发生病变。此时，需要在进行输精管吻合手术前进行输精管造影检查，以确定堵塞的范围和程度。

（4）筛查女性生殖能力：一旦确定女性生育能力十分低下或已经没有了生育能力，如年龄过大、卵巢衰竭、子宫切除等，男人选择输精管复通就没有任何意义。

对于那些进行过输精管结扎、希望恢复生育能力并遭遇困难的男人，我们建议：

（1）手术治疗前已经判定睾丸有生精功能，但复通后没有见到精子，可能是由于吻合口狭窄、出血等造成的，在局部情况稳定后可以再次考虑手术，但要确保有足够长度的输精管用于吻合。手术复通失败者，还可以考虑直接从附睾或睾丸内获取精子，利用卵胞质内单精子显微注射（ICSI）技术来解决生育问题。

（2）对于手术后已经恢复了输精管的通畅性，但经过一段时间仍然没有妊娠的患者，可以按照一般的不育症进行治疗，必要时可以考虑实验室技术，通过试管婴儿技术解决生育问题。如吻合后的精液内有精子，但是精液质量稍差，可以选择药物等方法治疗 3~6 个月，等待自然妊娠，或配合人工授精等助孕技术；精液质量极差，如严重少弱精等，或经过充分的系统治疗后精液质量仍然难以有显著的改进，难以有自然生育的机会，可以直接选择试管婴儿（尤其是 ICSI）技术。

（3）当综合分析睾丸已经丧失产生精子能力的男性，应该面对现实，放弃自己生育的想法，更没有必要选择输精管吻合手术，可以选择"借种子"的供精技术或领养子女。

72 一般治疗方法的艰难处境

尽管已发现了一些男性不育的病因，但依然缺乏对生精缺陷和导致这种缺陷的有效治疗手段，可供选择的治疗男性不育方法尽管很多，但具有明显疗效的确很有限，经常使医生和患者都陷于选择治疗方法进退两难的境地。男性不育治疗难以获得理想效果的主要原因包括：①基础研究落后于临床的需要；②男性不育是多种疾病和多因素共同作用的结果，病因复杂而多数不清楚；③专业诊治男性不育的科室、人员及其技术水平有较大差别；④社会上广泛存在的虚假宣传，各种家传秘方和宫廷验方多无任何疗效；⑤患者的求子心切也容易当局者迷，难以冷静选择治疗手段。这就造成了临床医生对许多不育症的治疗束手无策，而且目前采用的许多对男性不育的治疗措施缺乏科学基础，致使许多疗法常常得不到明显和长期疗效。

现代医学对于男性各种不生育的病因都有规范化的治疗程序和原则，可以参考。一般首先选择简单、无创或微创的方法，主要是通过药物治疗来实现。在治疗 3~6 个月有一定效果者，可以继续治疗并适当调整治疗方案，一直到妻子妊娠；治疗 3~6 个月，尤其是治疗接近 1 年仍然没有任何效果的患者，应该考虑放弃常规的治疗方法，而采用实验室技术，如人工授精等；最后选择的治疗措施是试管婴儿技术，几乎可以使所有的严重男性因素不育者都获得自己的孩子。但是，对于无精子症治疗失败，或者经济条件不能承受试管婴儿的高额治疗费用者，以及其他不适合于生育的疾病，如遗传异常、患有精神疾病等情况，可以直接考虑接受"精子库"的"种子"进行供精人工授精。

73 生育机会渺茫，男性不育患者还要不要接受治疗

对于那些极其困难的患者，尤其是几乎没有任何治疗价值的男性不育患者，如睾丸发育不良且促卵泡激素（FSH）特别高的无精子症患者，是否还要给予治疗？而许多这类患者都坚持要求治疗，不放弃。

医生放弃一个困难患者，很容易也很简单，可以说只是其众多治疗选择中的极少数，而给这些患者盲目地施以种类繁多的高费用有创治疗，往往徒劳无功，甚至还会被误认为是欺骗患者的钱财。然而对于具体的患者来说，医生放弃了努力，就等于他的全部希望破灭了。让一个年轻气盛的男人轻言放弃是难以接受的，努力一下的想法并不过分。进退两难之间如何权衡利与弊，患者和医生都值得深思。我个人的建议是，对于那些坚决不放弃且心态良好的患者，在进行充分的沟通之后，还是可以给予一定的治疗措施，并以简单、安全、经济、无创（微创）且适可而止为原则，而药物是首当其冲的治疗选择。采用那些治疗和改善睾丸功能切实有效的药物，并且尽量回避效果不确切且费用较高的药物，是比较明智的。

这种医疗决策的选择是依据如下 5 个考虑：

（1）期待奇迹发生：多年的临床经验告诉我，由于存在显著的个体差异，在极其罕见的情况下，仍然有非梗阻性无精子症患者通过药物治疗后，精液内可以出现精子，而现代的助孕技术仅仅需要一个活精子足矣，这给了我们很大的鼓励和无限想象。所以，尽管发生奇迹很难，但任何时候都不能断言患者没有了治疗机会，即使是对于那些极其困难的患者，希望也不是都为零。

（2）为后续治疗奠定基础：实际上，给患者进行基础药物治疗还并不完全是出于"撞大运"的考虑。药物治疗可以改善睾丸的内环境，毕竟会对后续的激进治疗有帮助，如睾丸取精可能是目前这类患者的最后选择，而医学显微技术的进步，如睾丸显微取精和显微精子冷冻，也确实给这类患者提供了一定获取精子及进行试管婴儿的机会。即使是以往认为没有任何机会的克氏综合征（染色体核型为 47，XXY）患者，熟练的显微操作者也可在一半左右患者的睾丸中获得精子。理论上讲，药物治疗后对睾丸内外环境的改善，应该有助

于提高直接取精的成功率。

（3）让周围的人看到自己的努力：生育后代毕竟是一个家庭的头等大事，尤其是对于青年夫妇来说更是如此。因为男人的不生育，一旦轻言放弃，很难让周围的人，尤其是妻子接受和理解。接受一段时间的安全、经济、有效的药物治疗，证明给周围的人看，尤其是让妻子感受到自己的男人在努力，这很重要，甚至在一些家庭中这种努力已经成为维系夫妻情感和继续生活下去的重要需求。

（4）给自己一个宽裕的时间做出理性选择：对于任何重大问题往往都难以决断，尤其面对家庭的生育问题是很难轻易下决心的，应该给予这些夫妇充裕的时间来考虑，包括孩子的意义和人生的意义。孩子不是人生的全部，而只是生命中的阶段性事件，不应该因生育问题而将全部生活弄得一塌糊涂。许多患者想明白了，转而采用供精人工授精或领养子女，甚至放弃生育后代的要求，过着平稳而愉快的人生，甚至有些人转而将对家庭的小爱转化为对人类和生命的大爱，成就了许多对人类和社会有巨大贡献的杰出人物。即使是那些仍然执意追求生育自己后代的夫妇，也一定会通过冷静思考而做好了应对艰难处境和接受最坏结果的身心准备。

（5）期待科技进步：只要希望还在，就有奋斗和努力下去的动力和决心。科学技术日新月异，试管婴儿、克隆技术等带给人类社会和家庭的巨大冲击现在还值得回味，而未来的生殖医学领域还会发生什么样的惊人进步，任何人也难以预料，也许巨变就发生在明天，也许遥遥无期，但是相当值得期待。一旦人类的克隆技术、干细胞技术和不成熟生殖细胞培养获得成功，今天生育渺茫的患者就会轻松实现生育目的。

从前述 5 个方面的分析来看，医疗决策的制定不完全是（甚至完全没有）出于生物医学考虑，还必须包括对患者的个人感受、家庭影响等人文医学考虑，医生和患者都容易忽视这种人文医学的需求，必须对心态和认识加以调整。

74 | 放弃，也是一种治疗选择

传统的生物医学模式转化到生物-心理-社会医学模式，让患者参与治疗方案的选择和决策已经成为现代医学实践的共识。患者的意见变得越来越重要，甚至成为决定性意见。所以，在面对彻底丧失治疗机会的患者时，引导患者学会放弃，成为医生的一项重要任务。

面对疾病，医生常束手无策

主动选择放弃的确很困难；而帮助别人做出放弃的选择，就更加让人情何以堪。很不幸，医生就是那个经常要劝导别人做出放弃选择的人。职业特点经常会把医生推向这种尴尬境地，一次一次地劝慰患者放弃，这是一个做医生的最艰难选择，这表明了医学和医生在面对疾病情形下的束手无策，也是医生的耻辱。

北京协和医院的患者来自全国各地，多数都是四处求医无果，甚至是已经被多次宣判"死刑"的没有任何治疗希望的患者。他们不甘心自己的命运如此悲惨，更不相信命运如此不公平，往往把最后的希望寄托在协和医院，期望在这里起死回生，有奇迹发生。既然是奇迹，就不是经常发生的。虽然协和医院每天接诊并治愈了大量的疑难杂症患者，但是也不是都能奏效。所以，在这里可能被"终审宣判"的患者十分常见。

在我诊治的不育症患者中，经常会面对那些已经没有任何治疗成功希望的患者，他们总是不甘心、不放弃。而我则经常成为这种宣判"没有希望"的代言者。此时的我是痛苦的，也是矛盾的，内心的挣扎一点儿不比患者少。

帮患者放弃，也是一种关怀

有一天我收到一位患者的来信，从而对这种帮助患者选择放弃有了新认识。信中写道：

"李大夫您好！其实我并不是您的病患，但我仍然要给您写这封感谢信，因为您救治的不是我们的病，而是我们的心灵……我们跑了几家医院都是同样的答案（无法妊娠）。说实在的，我们都很痛苦，特别消沉……然而今天看到您跟一位病患说'人生有许多有意义的事情，不见得仅是生育一件事'时，感触良多。也许我们把心思花在事业上会更有意义……如果我们有幸能有小孩，我也要我的小孩以后能学医，成为像您这样的好大夫。"

能够遇到这样通情达理的患者，最让我感到欣慰。我理解患者的孤独无助和痛苦绝望的心情，也常常为此而觉得愧对患者那一双双渴望而噙满泪水的眼睛。但是医学不是万能的，对于某些极其艰难条件下的痛苦选择，尤其是在已经注定不可能有任何结果的情况下，还不如学会放弃，可能展现给你的是另外一片广阔天空。

这种放弃有主动和被动两种方式。主动放弃者，由于不必遭遇进一步打击而回避了许多灾难，并且能够积蓄精力和财力开始新的人生旅途；而被动放弃者，由于不断面对艰难险阻，可能全身遍体鳞伤，甚至难以有勇气直面人生。

我亲历最多的是被动放弃的患者。一位患者发出的痛彻心扉的话语让人难忘："上帝不公平。我年轻力壮，什么都不比别人差，凭什么让我绝后？"的确，绝大多数患者在面对类似的情况下都心有不甘，主动放弃者寥寥。而最终结果是，在他们经历千般磨难后，往往是债台高筑、家徒四壁、心力交瘁，甚至家庭解体。

当面对一个已经没有任何进一步治疗希望的患者时，积极建议其摒弃不切实际的过高期望而选择放弃，也应该看做是对患者的一种关怀。

与疾病抗争，别违背医学规律

被动放弃的医生大有人在。个别医生在已经没有任何可能的情况下，仍然选择不放弃，还在全身心努力地与疾病抗争，试图挽救患者，给他们及其家属信心与支持，却也难以为公众接受。最典型的例子是国外一著名外科医生，在为患者施行手术时的忘我境界和不放弃精神让所有人都感到震惊，即使是在患者已经停止了呼吸和心跳、麻醉师一再提醒医生该停止操作的情况下，仍然不能让这位忘我的医生受到任何干扰，手术被我行我素地进行着。经过几小时后手术完美收官，但引发包括患者家属和医生在内的全体人员的公愤，最终也给自己带来了法律的制裁。

在评价医生工作的职能时，我觉得"有时是治愈，常常是帮助，总是在安慰"这句话再恰当不过了。

75 | 男性不育症，或许还有第三种治疗选择

来到我诊室的男性不育患者，多数都是愁眉不展，并充满了强烈的焦虑、不安和期望。的确，一旦男人不能生育，就意味着自断后路，尤其是那些治疗希望很渺茫者，绝望和无奈将伴随其终生，无论对于男人自身及其家庭和谐来说都是致命的打击，而面带微笑走进诊室的陈先生和他妻子却让我感到有些困惑。

刚一落座，陈太太就抢在丈夫面前告诉我：我们是你的老患者，丈夫是无精症，你告诉我们治疗非常困难，要依靠供精人工授精或领养子女来解决生育问题。我们回家商量后，接受了你的建议，现在刚刚做完供精治疗并成功受孕。这些年我们跑遍了全国各地的大医院都没有能够解决最为关心的生育问题，现在我把我丈夫带来了，你尽管放心地治疗，不要有任何心理负担，如果治疗有效，能够有精子，我们再做试管婴儿生育自己的后代，如果治疗无效，我们也会坦然面对，毕竟我们已经有了一个属于这个家庭的后代。

面对这对仍然充满强烈希望却没有任何焦虑不安情绪的夫妻，一刹那间我的心里充满了感动和轻松，能够遇到这样通情达理的患者，最让我感到欣慰，一种如释重负的感觉让我从容给他们做出新的医疗决策。

多年来，医生给患者治病一直是一件相当压抑和沉重的事情，虽然每天都有康复的患者喜笑颜开，带给我治疗成功的喜悦和成就感，但是治疗失败的痛苦、无奈和绝望的表情给我的打击更大，而且常常严重地打击我对后续努力的信心。

的确，面对疾病，医生常束手无策，一旦面对那些已经没有希望康复的顽疾，引导患者学会放弃是医生的一项重要任务，放弃也是一种治疗选择。但是应该在什么情况下才放手，却没有一个明确的界限。在我诊治的不育症患者中，经常会面对那些治疗希望很渺茫的患者，他们那种不顾一切、不甘心、不放弃的精神让我很是纠结，也让我对后续的治疗顾虑重重。通常我会给他们两个选择：一个是放弃，选择供精人工授精或领养子女解决生育问题，或者干脆不要孩子，成为丁克一族；另一个就是不放弃，努力一下，尽人事听天命，等

待奇迹发生。但是我知道奇迹很少发生，每次的努力和坚持都要承受着巨大的压力和痛苦，无论患者还是我都一样，此时的我是痛苦的，也是矛盾的，内心的挣扎一点儿也不比患者少。放弃，情何以堪；不放弃，前景渺茫。

　　陈先生和他太太提出的第三种选择办法让我眼前一亮，似乎这是一种完胜的选择，尽管后续的治疗结果尚难以预料，但这种选择足以让患者及医生都能够从容地应对疾病，没有了任何心理负担。实际上，坦然面对，放下思想包袱，轻装上阵更加有利于疾病的康复，或者使治疗的成功率提高。而且生育是有时间限制的，年龄越大，治愈的机会越小，尽管疾病是因为男人的问题（没有精子）造成的不育，但是如果治疗努力迟迟不能达到生育的目的，如5年，甚至10年，女性的年龄也会越来越大，错过了最佳的生育年龄，即使那时再选择供精人工授精，也使治疗成功概率明显大打折扣，甚至完全丧失生育机会。

　　以上经历让我联想到，医生在治疗顽疾时，遭遇到诸多类似的两难选择时，是否还有第三种选择，可以让医生和患者都能放下思想包袱，轻装上阵，专心攻克疾病，值得医生和患者的深思，这是一个带有普遍意义的问题，有必要让公众通过认识现代医学的局限性来理解医生，从而达到重建医患关系和谐的目的。

五、

实验室技术治疗
顽固性男性不育

76 什么是辅助生殖技术

　　人类辅助生殖技术（assisted reproductive technique，ART）是指通过对卵细胞、精子、受精卵、胚胎的操作处理，最终达到治疗不育的系列技术，也称为医学助孕技术。它们或是创建便于精子与卵子会合的捷径，或是建立有利于精卵结合的优越环境。随着全球综合科技水平的发展，尤其是超排卵药物、实验试剂、光学仪器、电子仪器的发展促进了 ART 的完善与推广。

　　男科学的研究一直在不断地深入，但是对于许多男性不育症，尤其是严重的男性因素不生育还没有确切有效的治疗方法。辅助生殖技术极大地改善了目前男性不育症治疗上的困境，使许多男性不育症患者获得了子女，必将成为治疗男性不育的主要手段；对于采取节育措施的夫妇，可以通过配子或胚胎冻存而保留生育能力，并可以为绝育后再生育提供可靠的技术，因而可以作为计划生育的坚强后盾，确保计划生育顺利实施；辅助生殖技术还使生殖相关的基础研究得以实施，为深入研究生殖生理、最终彻底了解生育的奥秘奠定了良好的基础。

　　辅助生殖技术包括的范围很广，主要包括人工授精、体外受精和胚胎移植以及显微授精技术，而精子体外处理技术是辅助生殖所有技术的基础。近年来已经发现了许多的体外方法来特异地改善精子功能，提高精子的受孕率，有些已经可以从动物实验过渡到人类应用，对临床工作产生了积极的效果，如精子体外处理人工授精、宫腔内人工授精、部分透明带切除（PDZ），透明带下授精（SUZI），体外受精-胚胎移植（IVF-ET），尤其是卵胞质内单精子显微注射（ICSI）技术可以治疗严重因素的男性不育，如严重的少弱畸形精子症患者，甚至某些具有遗传异常的男性也可能通过 ICSI 技术解决生育问题，如接近30%的唯支持细胞综合征（SCO）患者可能具有孤立的精子发生区域，也可以通过 ICSI 技术解决生育问题。进行显微手术附睾管精子抽吸、经皮抽吸，配合精子冻存技术是近 10 年来的创新，也是由于 ICSI 技术的出现所派生。ICSI技术是一个突破性进展，有广泛的应用前景，是男性不育治疗上的一次革命，甚至使某些无精子症患者，通过睾丸或附睾获取精子，即使仅仅发现有不成熟的精子或精子细胞，或生殖细胞经过体外的培养分化过程，解决生育问题，因此受到普遍的欢迎。但是，ART 技术普遍存在的缺陷是技术比较复杂、具有一定的侵袭性、费用比较高、成功率比较低。

77 选择辅助生殖技术的一般原则

辅助生殖技术操作起来比较麻烦、成功率还不能让人十分满意、治疗费用高，所以不是常规首先选择的治疗不育技术，而是应该在传统的治疗方法失败，或者已经没有了可以选择的其他方法时才考虑选择。

因此，在选择对男性不育症的具体辅助生殖治疗措施之前一定要明确诊断，包括病因和病情诊断。对于没有明显原因的不育夫妇，至少应该给他们1 年以上的时间进行家庭内的妊娠尝试。切忌盲目地选择治疗措施，以免给患者造成不必要的精神负担、经济负担和身体的创伤，应该遵循的一般治疗原则是从最简单、最方便、最经济、对患者的损伤最小、个体化的有效治疗措施着手，同时应该考虑到患者在精神上和经济上的承受能力，尊重个人隐私，不违背伦理道德和国家的政策法规。

辅助生殖治疗措施有许多种，每一种技术都有其最佳的适应证，而且并不是最复杂、最昂贵的技术就是最好的技术。一个好的医生，应该帮助患者选择最适合其病情的措施，而不是选择所谓最"高级"的措施。况且，越是昂贵的治疗方法，越是人类介入较多的措施，其潜在的危害就越大，对于人类疾病的遗传风险也越高。没有人希望看到，自己艰苦努力所获得的后代智力低下，或者存在潜在的遗传性疾病。所以，人们更喜欢首先从简单的、费用低廉的治疗措施开始摸索和尝试。

78 实施辅助生殖技术的伦理原则

为了安全、有效、合理实施人类辅助生殖技术，保障人民健康，我国卫生部于 2001 年在《实施人类辅助生殖技术的伦理原则》中特别制定以下伦理原则。主要包括：

（1）知情同意的原则：医务人员对要求实施辅助生殖技术且符合适应证的夫妇，需让其了解实施该技术的程序、成功的可能性和风险以及接受随访的必要性等事宜，并签署知情同意书。医务人员对捐赠精子、卵子、胚胎者，需告知其有关权利和义务，包括捐赠是无偿的、健康检查的必要性以及不能追问受者与出生后代的信息等情况，并签署知情同意书。

（2）维护供受双方和后代利益的原则：捐赠精子、卵子、胚胎者对出生的后代既没有任何权利，也不承担任何义务。遵照我国抚养与教育的原则，受方夫妇作为孩子的父母，承担孩子的抚养和教育。通过辅助生殖技术出生的孩子享有同正常出生的孩子同样的权利和义务。如果父母要离婚，在裁定对孩子的监护权时，不受影响。

（3）互盲和保密的原则：凡是利用捐赠精子、卵子、胚胎实施的辅助生殖技术，捐赠者与受方夫妇、出生的后代需保持互盲，参与操作的医务人员与捐赠者也需保持互盲。医疗机构和医务人员需对捐赠者和受者的有关信息保密。

（4）维护社会公益的原则：医务人员不得对单身妇女实施辅助生殖技术。医务人员不得实施非医学需要的性别选择。医务人员不得实施代孕技术。一位供精者的精子最多只能提供给 5 名妇女受孕。

（5）严防商品化的原则：医疗机构和医务人员对要求实施辅助生殖技术的夫妇，要严格掌握适应证，不能受经济利益驱动而应用于有可能自然生殖的夫妇。供精、供卵、供胚胎应该以捐赠助人为目的，禁止买卖。但是，可以给予捐赠者必要的误工、交通和医疗补助。对实施辅助生殖术后剩余的胚胎，由胚胎所有者决定如何处理，但禁止买卖。

79 精子是怎样"择优上岗"的

少精子、精子活力低下、畸形精子、精液液化不良、精浆中存在抗精子抗体等引起的男人不生育，在经过内外科系统治疗都不能使精子质量改善并达到受精目的，而患者又不能接受"别人的"精液人工授精时，实验室精子体外处理技术是一个重要的补充手段。

随着体外精子处理及人工授精技术的不断发展，人们可以在体外提取形态正常、无精浆和其他成分的优质活动精子，增加精子的运动能力和穿卵能力，以及体外精子获能等，再做自己丈夫精液的人工授精，使之能有效地与卵子结合，提高妊娠率，有助于人工授精安全有效地用于临床。

精子活动能力、精子获能、顶体反应和受精能力是紧密联系的，理想的精子功能体外改善途径应该是从精液中预先筛选出最佳的精子群体，然后通过生化（药物）刺激来获得最大数目具有良好功能的精子。

精子体外处理的方法很多，这要由医生根据患者的具体情况进行综合分析和选择，每一种处理方法都有自己的优缺点，在使用时要注意掌握最佳适应证，针对每一个具体的病例选择一种或几种适宜的技术。如通过上游法进行选优，将精液加上培养液进行二次离心沉淀，去掉上清液，下边的会有大浓度的精子，然后将试管放入37℃的二氧化碳培养箱内，斜置45°培养，从上层收集有活力的精子人工授精。

80 精卵结合的"直通车"——人工授精技术

人类生育除了要具备男女的生殖细胞：男人的精子和女人的卵子外，还要为精子与卵子的会面创造良好的条件，许多不生育的原因就是在精子与卵子会面的路途中设置了重重障碍，只要其中的一个环节出现故障，就可能影响精子的顺利进入输卵管。这些障碍可能是来自于阴道（阴道畸形或炎症）、子宫颈口（狭窄）、子宫颈管（黏液稠厚）、子宫、输卵管等不同位置。人们根据阻碍的部位不同，分别采取措施，为精子开设了各种各样的"直通车"——人工授精，来助精子一臂之力，直接将精子送到相应的部位，来克服各种障碍（图22）。

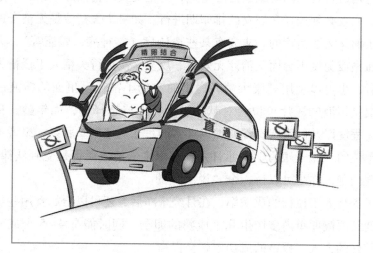

图22 精卵结合的"直通车"

对于不能将精液射到女方阴道内的情况，如严重的勃起功能障碍（俗称阳痿）、尿道下裂、逆行射精、不射精等，以及精子有问题的情况，如少弱畸形精子、精液黏稠不液化、精液内有抗精子抗体、精液内有大量的白细胞等，都可以进行特殊的处理过程，最后将获得的理想精子采用这种"直通车"的方式使妻子妊娠。

对于药物或手术等方法治疗失败的不育患者，人工授精是一个理想的补救措施，它的治疗方法比试管婴儿简单得多，费用也低廉得多，成功率还要比试管婴儿高，最重要的是生育的孩子是自己的"亲生骨肉"，避免了领养子女带来的不良心理影响。

81 人工授精是如何进行的

人工授精就是用一根管子将精液打入女性的阴道内或子宫内，后者叫做子宫内人工授精，也可以通过宫腔镜自输卵管在子宫的开口部打入输卵管内，叫做输卵管内人工授精。人工授精主要适合于经过一系列检查，利用优选丈夫精液，通过输送管打入阴道或子宫腔里边，但是丈夫的精液必须达到一定的标准才可以，而且必须选择在妇女的排卵期进行。如果丈夫精液是无精子的、严重少弱精子而又无法治疗的、丈夫有某些遗传病（精神病、癫痫等）、夫妇间因为特殊血型或免疫不合而又治疗无效者、反复多次进行夫精人工授精失败而原因不明者，也可以利用健康供精者提供的"精子银行"里面的精液进行人工授精。提供精液的医疗单位会对献精员进行严格选择的，如年龄、身高、血型、文化程度以及健康状态都要加以证实的，才能选用。所以，患者不必对合法医疗单位的"精子银行"表示怀疑，那里来的精液质量是受到法律保护的，如果出现问题，你是可以讨一个"说法"的。

为了提高人工授精的成功率，在月经干净后，还可以给妇女用些促排卵的药物，使其两侧卵巢内多产生几个成熟的卵子，同时能有 4~5 个成熟卵子排出是比较好的，人工授精的成功率就会提高。

准确测定排卵期，在排卵期内进行人工授精是取得治疗成功的关键因素之一。采用消毒干燥（最好是一次性使用）的注射器，吸取选择处理好的精液，装上 10~15 厘米长、直径 1~2 毫米的塑料管，将精液缓慢地注入适当部位，如直接注入阴道后穹隆、宫颈管或子宫腔内，然后垫高臀部，平卧 30~60 分钟；对于子宫后倾的女性，建议翻过身来撅着，抬高臀部，平卧 30~60 分钟。

必须特别提出忠告的是，患者选择人工授精需要在有国家准入资质的医疗单位内进行，尤其是需要进行捐献者精液（供精）人工授精者更需要注意，否则患者的合法权益将难以得到充分保障，也难以保证后代的健康和优生优育。

82 人工授精治疗的效果如何

　　配偶间的人工授精成功率一般波动于每个月经周期 10%~30%，主要决定于精液的质量和不育的病因；而因为男方因素（无精子）而选择进行的"别人的"精液人工授精，如果女方检查没有明显异常，每个月经周期的新鲜精液治疗成功率波动于 50% 左右（冷冻精液的成功率要低很多，为 20%~30%），这是由于准确地选择了排卵期，故每个月经周期的妊娠率要高于自然妊娠率。在治疗过程中出现失败的现象是很常见的，千万不要因此而责怪医生，那样做的话，你就太不尽情理了。如果第 1 次治疗失败了，还可以进行第 2 次、第 3 次、第 4 次等。对于配偶间的人工授精成功者往往在 3~5 个月经周期治疗获得成功。所以，国内外通常将 6~8 个周期（每个周期可以进行 1~2 次人工授精）确定为人工授精治疗的一个疗程。如果经过一个周期（8~10 个月经周期）治疗仍然没有结果，继续治疗的成功希望不大了，不要再盲目进行，可以重新考虑病因诊断或重新选择治疗方法；对于接受"别人的"精液人工授精（供精人工授精），如果连续 3 个月经周期治疗失败，也要考虑女性有影响生育的疾病或因素存在，应该考虑首先进行全面的检查和相应的治疗。

　　有许多因素可以影响配偶间的人工授精成功率，如果能够加以重视，可以改善治疗效果。这些因素包括：①不育的病因是关键因素，单纯性的由于性功能异常而影响到生育的，治疗效果较理想，而其他不育病因的患者治疗效果要差一些，有的病因治疗效果可能十分低下，如严重的少弱精子症者；②女性卵泡监测的准确性十分重要；③女性是否同时存在影响生育的不利因素，如内分泌激素水平、子宫内膜情况、生殖系统感染等；④女性的年龄可以决定卵子的质量，年龄偏大的女性，尤其是超过 35 岁的妇女，生育能力显著降低。

五、实验室技术治疗顽固性男性不育

119

83 好精子，人工授精的硬道理

小静与她老公结婚 4 年多了，一直也没有怀孕，检查后发现是男方出了问题，她老公患有弱精子症，a+b 级精子（a 级精子为快速直线前向运动精子，b 级精子为缓慢前向运动精子，总称为前向运动精子）只有 19%精子浓度和成活率都不够，治疗半年多，精液质量反复变化、时好时坏，却一直难以达标。医生建议他们做试管婴儿，可成功率也只有 30%～50%，费用还特别贵。最终，小静和她老公还是决定先保守治疗，如果不成功再做人工授精，可小静又听说，如果做人工授精，a+b 级精子要达到 30%以上才行，这下，她真不知该怎么办了。

IUI 也适合于解决男人的问题

这里提到的所谓人工授精实际上是指用丈夫的精液人工授精，一般将经过处理后的精液直接送到女方的宫腔内，又叫做宫腔内人工授精（IUI）。

IUI 是在女性排卵期通过导管，用注射器将优化处理的精子悬液经阴道注入女性子宫腔内，以获得妊娠的辅助生殖技术，它已经成为治疗不育症的常用方法之一。IUI 除了可以应用在女性宫颈因素（性交后试验结果不良、宫颈狭窄、抗精子抗体阳性）、子宫内膜异位症和不明原因不育症外，还广泛应用于治疗男性因素的不育症。

在自然受孕过程中，精子通过女性生殖道时会造成大量损失，而 IUI 跨越了宫颈黏液的屏障作用，增加了女性宫腔内精子的比例，因而增加了达到输卵管远端受精部位的精子数量，从而提高了受孕率。

人工授精需要足够数量的好精子

IUI 属于一种自由竞争方式的妊娠活动，成功率主要决定于精液的质量和不育的原因，这种受孕方式需要有较多的好精子来竞争，而较少的活动精子，即使有成功妊娠的个案，其成功率也极低，临床上，医生一般不建议盲目选择 IUI。

一般来说，男方的精液经过处理后，可以达到超过 1000 万个以上形态基本正常的优良（a+b 级）精子，就已经达到做 IUI 的基本要求。当然了，精子数量越多、活力越好，IUI 的成功率越高。

小静提到的"a+b 级精子 30%"只是一个相对概念，而授精需要有绝对数量的好精子。如果患者的精子数量比较多，即使活动率低一些，即 a+b 级精子的比例不到 30%，问题也不大，因为现在可以通过精液体外处理来产生出高浓度、活力良好和形态正常的精子，即集中"优势兵力"，同时还可以去除精液内的白细胞等有害物质，这对提高生育能力大有帮助。如果患者的精子数量较少，那就需要有更多的有活力的精子，也就是需要有更高比例的 a+b 级精子，才可以考虑 IUI。

人工授精仍值得推荐

实际上，每种治疗方法都有其成功妊娠的机会，只不过是机会大小而已。目前由于超促排卵技术、授精技术、不育病因以及配偶的年龄和子宫因素的差异，IUI 治疗不育症的妊娠率有较大波动，平均约为 20%。在试管婴儿等新技术迅猛发展的今天，尽管 IUI 在男性不育症治疗中的应用有所减少，但由于它比其他辅助生殖技术花费上相差悬殊、侵袭性较小且操作简单方便，所以在采用其他具有较高侵袭性、价格昂贵的辅助生殖技术之前，首先采用 IUI 是明智的选择，也乐于为许多不育夫妇所接受，小静夫妻也愿意考虑。

即使患者的精液质量较差，短期内难以达到 IUI 的基本要求，也可以考虑先采用药物治疗来调整，同时在生活中方面注意心态调节，调整饮食结构、改变不良的生活方式等，也有助于提升精液质量。

84 选择供精，"肥水不流外人田"不好

没有孩子，原来丈夫患有不治之症

为了诊治不育症，朱女士已经辗转县内、省内和首都许多著名医院，尽管也没有查到什么明显的异常，小毛病还总是存在的，每次看完病都要带回一大

包药，3年下来，钱花了不少，却仍然没有任何结果。没有孩子，这在农村家庭实在难过，两位老人经常数落儿子，并骂儿子娶了个"不下蛋的鸡"。生了儿子的弟媳经常给他们夫妻脸色看。丈夫也常常将怨气发泄给妻子。朱女士在家里任劳任怨，什么脏活累活都得干，还得不到任何笑脸，晚上还要含着眼泪喝药，苦不堪言，但也只好忍气吞声，谁让咱"站着茅坑不拉屎"呢。

农闲的时候，再次硬拉着丈夫陪自己去医院看病。医生不经意地问道："都看了这么久了，你男人的情况怎样?"并顺便给丈夫开了精液化验单。检查结果让小夫妻都惊呆了，原来丈夫的精液内没有精子。半信半疑，丈夫在3天后再次接受了精液分析，并进行了系统的检查，结果仍然没有发现精子。结合其他的检查结果提示，不生育的原因主要在男性，两个睾丸很小，而且促卵泡激素（FSH）水平比正常高限还要高出4倍。最后，医生建议："问题出在男方，男人的情况很严重，而且没有什么治疗价值，你们只能选择供精人工授精或领养子女来解决生育问题了"。

家人的目光一致盯上了弟弟

回到家里，备受打击的小夫妻将实际情况告诉了公公和婆婆。明白了事情的真相后，媳妇的不白之冤总算洗清了，但问题还没有最后解决。家里人心里都很难过，也各有打算，经过几天的考虑，最后还是婆婆提出了意见，将大家聚集起来，并专门选择弟媳回娘家的时候进行讨论。结论是不言而喻的，"不孝有三，无后为大"，一切以繁衍后代为重，根据"肥水不流外人田"的原则，当然选择亲弟弟的精子来传宗接代。面对来自家庭的巨大压力，弟弟别无选择，朱女士也不得不默认，并积极配合。

在无证行医者的帮助下，在第2个月经周期的人工授精后，朱女士顺利地妊娠了，并足月安全顺产一个女孩。孩子美丽可爱，全家人都很喜欢，老两口也格外开心，并给予这个孙女许多额外的关照。对外都认为是经过万千求治而终成善果，而家庭内成员除了弟媳外，都各自心照不宣。

选择"肥水不流外人田"种下恶果

孩子逐渐长大了，从咿呀学语到蹒跚行走，都给这个传统的大家庭带来无尽的喜悦。弟弟因为只有一个儿子，也格外喜欢这个"侄女"，并经常来看望孩子。起初也没有什么不妥，后来却慢慢地发生了改变。

某一天，当在田里辛苦劳作后疲惫不堪的丈夫回到家里时，看到弟弟正在与女儿嬉戏，妻子坐在一边笑眯眯地观望。眼见得人家三口其乐融融的样子，一股怒火涌上心头，冲进屋里，脸阴沉得吓人，张嘴结舌了半天也没能说出什么来。有什么好说的，又该如何说呢，说不出口哇！妻子和兄弟不知道出了什么事情，都不安地看着他，欢乐的气氛一扫而光。事后每当想起那次不愉快，朱女士的心理始终都不是个滋味，察言观色也隐约琢磨出一些问题的症结。以后，每当小叔子来家里串门，不自觉地就会脸红，也更加不自然，并让小叔子心慌意乱。

开始阶段，丈夫仔细想来兄弟也没有做错什么，但是就是忍不住往那方面去想。逐渐地发现，妻子面对弟弟很不自然，更加难以抑制地怀疑这里面有问题。从此以后，3个人之间的猜忌和监视不断升温，甚至达到公开口角的地步，并最终让婚姻走向解体，女儿也成了没娘的孩子，原本和谐的家庭变得支离破碎。

供精人工授精是治疗不育症的重要方法

人工授精是运用非性交的方法，以不同的方式和途径将精子送入女性体内的不同部位，帮助精子顺利到达女性生殖道，并增加该处生育精子的浓度，促进精子与卵子结合，进而促成妊娠的一种辅助生殖治疗措施。依据精子来源分为供精人工授精（AID）、夫精人工授精（AIH）、混精人工授精。尽管近年来辅助生殖技术有了突飞猛进的发展，如卵胞质内单精子显微注射（ICSI）技术，但是由于价格昂贵，大多数患者不能承受，且ICSI也只能治疗一部分男性不育患者，对某些患者来说，供精人工授精仍是唯一的治疗。因此，供精人工授精仍然是治疗不育症的重要方法。此外，供精人工授精费用低廉、疗效好，理应得到应有的重视。

实际上，当男人不能生育时，选择供精人工授精，孩子至少有一半的遗传物质来自于自己爱人。况且孩子的许多生理特性，如思维与行为方式、语言和性格等，都受到周围人群的影响，而父亲是孩子最亲近的亲人，男人对孩子越加亲近，孩子的特点与自己越相像，天真稚气的孩子同样可以给家庭带来祥和与喜悦。即使孩子成年后知道了自己的"供精"来历，面对养育自己的父亲，也必将倍加感受到亲情和恩情，传统的尊老和知恩图报的美德同样会得到完美体现。许多战争年代收养孩子的家庭，一样相亲相爱，其乐融融，就是这个道理。所以，与选择领养子女或放弃生育权利比较，绝大多数不能生育的男人还是愿意选择供精人工授精。这也是许多地方精子库的精子库存吃紧及选择供精人工授精要排队很久的原因。

供精人工授精有国家准则

国家对供精人工授精有严格的控制和要求，患者必须到有资质的国家授权批准的机构进行人工授精，精液系由合乎标准的健康人提供，使用供精必须用冷冻精液，而且一定要经过 6 个月检疫后才能使用。随着辅助生殖技术的不断完善和广泛开展，也带来了生物、遗传、伦理、道德、法律等诸多问题，而供精人工授精的错综复杂问题与麻烦更多。因此，要求提供辅助生殖技术服务的单位一定不能违背基本的伦理原则，主要包括：知情同意的原则、维护供受双方和后代利益的原则、互盲和保密的原则、维护社会公益的原则、严防商品化的原则。

安全"借种"

"借种"让我们不得不面对伦理问题，有关精子库的伦理挑战一直是一个非常严峻的话题。如果一个人向很多人提供了精子，有可能造成近亲结婚、乱伦等重大隐患。出于安全、伦理等诸多方面的考虑，国家对申请人类精子库的单位进行了严格的审批制度，原卫生部规定每个省级行政单位只批准设立一家人类精子库，目的就是保证人类精子库技术的应用在我国进入规范有序的阶段。原卫生部公布的"加强对人类辅助生殖技术和人类精子库的监督管理"的通知，要求严查擅自设置人类精子库的单位，检查已被批准开展上述技术的单位是否严格执行了卫生部颁布的人类辅助生殖技术和人类精子库技术规范、技术标准和伦理原则，并对健康人可以献精和成功受孕的次数有严格的制度上规定。此外，进行供精人工授精的单位严格实行登记和随访制度，不仅对患者是否成功受孕及胎儿健康进行回访，还将对后代的健康成长及成年后的婚配进行监控，切实咨询和指导"借种"后代的择偶行为。有鉴于此，现行的制度和实际操作都能有效地防止近亲结婚、乱伦等重大生殖健康隐患。

家庭和谐美满幸福才是供精人工授精的目的

值得注意的是，人工授精的目的是为那些不能生育的家庭带来和谐美满与孩子的欢笑声。而盲目选择供精人工授精且采取非法途径几乎都很难达到这个目的，且将贻害无穷。例如，精液质量不能保证、可能招致性传播疾病、家庭稳定受到威胁、孩子的成长环境不佳等。本文的朱太太由于受到了"不孝有三，无后为大"和"肥水不流外人田"的封建传统观念影响，以及对长辈的逆来顺受心理，选择了近亲精源进行人工授精，最后导致家庭破裂，自己与幸福擦肩而过，孩子的利益也无法保障，让人惋惜的同时，也给人以警示。实际上，到正规医院合法地选择供精人工授精可以避免这一切的麻烦。伦理原则中的双盲原则可以很好地保护家庭的和谐与稳固，国家授权机构选择的精液质量更有安全保障。而像朱女士这样的反面教材比比皆是，让人触目惊心。

85 哪些人需要供精人工授精？哪些人不适宜

供精人工授精有明确的适应证，主要包括：①不可逆的无精子症，严重的少精子症、弱精子症和畸形精子症，免疫性不育；②输精管复通失败；③射精障碍；④男方和（或）家族有不宜生育的严重疾病，尤其是遗传性疾病，出于优生的考虑可选择供精人工授精，如近亲婚配、家族或本人有严重遗传病、精神病、智力低下、因病运用化疗和（或）放射治疗后、ABO 血型和（或）Rh 因子不合者等；⑤适应证①、②、③中，除不可逆的无精子症外，其他需行供精人工授精技术的患者，医务人员必须向其交代清楚：通过卵胞质内单精子显微注射（ICSI）技术也可能使其有自己血亲关系的后代，如果患者本人仍坚持放弃通过 ICSI 技术助孕的权益，则必须与其签署知情同意书后，方可采用供精人工授精技术助孕。

供精人工授精的禁忌证主要包括：①女方因输卵管因素导致精子和卵子的结合障碍；②女方患有生殖泌尿系统急性感染或性传播疾病；③女方患有遗传病、严重躯体疾病、精神心理障碍；④有先天缺陷婴儿出生史并证实为女方因素所致；⑤女方接触致畸量的射线、毒物、药品，并处于作用期；⑥女方具有酗酒、吸毒等不良嗜好。

86 病在男人治女人，宫腔内人工授精让男人有后

技术员小曹结婚已经6年多，结婚初期妻子还有过一次药流，反正年纪还小，也没有急于生育，为了安全起见，还采取了避孕措施。经过近4年的避孕后，夫妻两人的工作和生活逐渐稳定下来，开始准备要孩子的时候，却遭遇了困难，在解除避孕措施后1年多，妻子一直没有能够妊娠，双方来到医院接受诊治。

（1）问题出在男方：检查的结果是女方没有问题。男方除了精液质量差一些外，没有任何异常。精液分析结果是：量3ml、pH 7.5、液化时间30分钟、精液拉丝<2cm、精子无凝集，精子浓度0.8亿/ml，活动率30%，其中a级（快速前向运动）5%、b级（缓慢前向运动）10%、c级（非前向缓慢运动）15%、d级（不动或原地震颤）70%，畸形精子<20%，精液内白细胞20个/HP。诊断为原发性不育症（特发性弱精子症、白细胞精子症）。

一晃半年过去了，虽然经过系统科学的药物治疗，精液质量显著改善，但仍然没有达到正常标准，活动率为70%，a级15%、b级20%、c级35%、d级30%，而且精液内的白细胞数量仍然居高不下，妻子妊娠仍然是一个遥遥无期的事情。急于当爸爸的小曹与妻子商量后，决定选择先进的辅助生殖技术（ART），不惜代价找医生做试管婴儿。

（2）治疗却选择女方：在全面分析双方的生殖功能状态和治疗经过后，医生告诉他们："试管婴儿并不是你们的最佳选择，不是钱的问题，如果急于解决生育问题，可以选择宫腔内人工授精（IUI）技术（图23）。"疑惑不解的夫妻问道："既然是男方有问题，治疗上却为何选择了女方，IUI不是治疗女性问题的吗？"。医生解释说，宫腔内人工授精是在女性排卵期通过导管，用注射器将优化处理的精子悬液经阴道注入女性子宫腔内，以获得妊娠的辅助生殖技术，已经成为治疗不育症的常用方法之一。IUI除了可以应用在女性宫颈因素（性交后试验结果不良、宫颈狭窄、抗精子抗体阳性）、子宫内膜异位症和不明原因不育症外，还广泛应用于治疗男性因素的不育症。在自然受孕过程中，精子通过女性生殖道时造成了大量损失，研究表明进行阴道内受精后，在

通过女性生殖道过程中的精子数目明显减少，在月经中期的阴道内授精 1 小时内，每 0.14 亿个阴道内的活动精子中只有 1 个能够到达输卵管。而 IUI 跨越了宫颈黏液的屏障作用，增加了女性宫腔内精子的比例，因而增加了达到输卵管远端受精部位的精子数量。如男性少弱畸精子症、白细胞精子症、抗精子抗体阳性、射精异常、精液不液化及不明原因不育等。男方的精子质量差一些，可以通过精液体外处理来产生出高浓度、活力良好和形态正常的精子，即集中"优势兵力"，又可以去除精液内的白细胞等有害物质，可谓一举两得，对提高生育能力大有帮助。男方的精液经过处理后，可以拿到超过 1000 万个以上形态正常的优良（a+b 级）精子，就已经达到做 IUI 的基本要求。与其他 ART 比较，IUI 的损伤小、费用低，往往首先考虑。

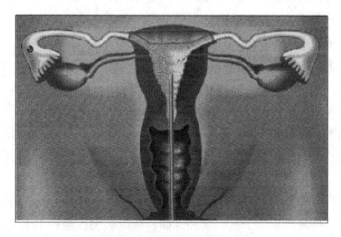

图 23　宫腔内人工授精模式图

（3）IUI 让男人有后：随后，开始了一系列针对 IUI 的治疗。首先，女方在预测的排卵期前提前 3 天就开始每天到医院，通过阴式 B 超监测卵泡生长情况。当妻子的优势卵泡发育到直径 18mm、子宫内膜厚度与卵泡发育较为同步时，一次性肌内注射绒毛膜促性腺激素（HCG）5000U。小曹在妻子排卵过程中两次来到医院取精，通过上游和离心洗涤技术处理后，精液质量显著提高，活动率几乎达到 100%，a 级 60%、b 级 35%、c 级 5%，也将精液内的白细胞几乎完全清除。在妻子注射 HCG 后的 18 和 42 小时后各授精 1 次。

等待结果是痛苦的，尤其害怕在等待过程中月经的来临，那将意味着此次努力的彻底失败。在经过大约3周后，月经没有如期而至，怀着忐忑不安的心情，小曹陪着妻子来医院接受化验检查。检查结果让他们大喜过望，血HCG达到1562 mIU/ml，终于妊娠了。在随后1周内的连续2次检查也都进一步证明妊娠的存在，HCG甚至高达28850 mIU/ml。

（4）疗效谨慎期待：在成功获得妊娠后，小曹夫妻带着满心的感激和喜糖来到医院报喜，同时将心中的一些疑问提了出来，既然女方排卵期只有1天，当初为什么要给我们做两次IUI？

准确授精时机的选择是决定于B超监测卵泡的排放情况，也是治疗成功的关键因素之一。由于排卵期往往发生在注射HCG后的24~36小时内，所以可以选择注射后的30小时授精一次。但是对于男性因素不育患者来说，两次IUI较单次IUI显著增加妊娠率，国外研究报道分别为24.93%和11.34%。

一次就获得了IUI治疗成功，看来小曹夫妻还真是很幸运的。由于超促排卵技术、授精技术、不育病因以及配偶的年龄和子宫因素的差异，IUI治疗不育症的妊娠率波动于4%~60%，平均为20%~30%。在试管婴儿等ART迅猛发展的今天，尽管IUI在男性不育症治疗中的应用有所减少，但由于同时采用了精子制备和超促排卵等技术，使得IUI治疗的效果明显改善，可以获得比较满意的妊娠率，比其他ART花费上相差悬殊、侵袭性较小且操作简单方便，所以在采用其他具有较高侵袭性、价格昂贵的ART之前首先采用IUI是明智的选择，也乐于为不育夫妇所接受。

（5）IUI注意事项：进行IUI治疗的夫妻需要注意：①由于精浆中含有前列腺素，可以导致严重的子宫痉挛和疼痛，所以必须在进行IUI之前对精液进行处理，将精子从精液中洗涤分离出来；②为了避免宫腔感染，要注意无菌操作；③动作轻柔，避免引起生殖道出血而影响治疗效果。

87 架起精卵结合的彩虹——试管婴儿

世界首例试管婴儿是英国学者Edwards与Steptoe研究成功的，并在1978年7月25日诞生了世界上的第1个试管婴儿。1988年我国的第1个"国产"试管婴儿降生。此后，这项技术迅速地在国内普及，许多不育患者寄予了厚望，其中部分患者喜得贵子。但是，众多不育患者中对试管婴儿还存在许多认识误区。例如，有些人错误地认为，试管婴儿为女人带来了福音，将妇女从生儿育女的沉重负担中解放出来，女人再也不用为了妊娠和生孩子而遭罪。

生孩子看似简单的问题，其实相当复杂。大家都知道，要想生孩子，就要先结婚，夫妻在一起生活就可以了。实际上，真正的生育使者是男性的精子和女性的卵子，并且借助夫妻间的性生活来完成彼此之间的"相遇"和"结合"，形成一个受精卵，发育成胚胎，定居于子宫内，并最终在妻子体内分娩出婴儿。

当成年男女得到婚姻许可，步入洞房，开始他们全新的生活历程后，阻碍精子与卵子结合的外界因素去除了。但在男方的精子和女方的卵子历尽艰辛谋求"会面"的旅途中，有时也不是一帆风顺的，也会遭遇到一些"坎坷"，偶尔还可能无法逾越这种障碍，如女性的输卵管阻塞、缺如或狭窄，男方的输精管阻塞、缺如和附睾结节性梗阻等，就像天上的牛郎和织女一样，遥遥相望，难以团聚。

那么，现代人是如何解决精子和卵子的"会面"问题呢？聪明的人类不再像古人那样傻等了，而是采取了积极有效的措施，将精子与卵子"请"出来，将其"会面"地点改在了体外，架设了精子与卵子体外相遇的彩虹。首次的会面地点就是在试管内完成的。所谓的"试管"就是做化学试验用的玻璃管，但是在进行试管婴儿繁育所用的试管就要精密、干净得多了，而且现在多数实验室已经采用更加精密的"培养皿"来代替了传统的试管，但人们仍然习惯将这种技术称之为"试管婴儿技术"。

把女方的卵子"请"出来，男方的精子"择优上岗"后，选出一定数量有竞争力的"精锐部队"，放入有培养液的试管内，使卵子与精子结合。将结合后的受精卵放到温箱里培养一段时间（48~72小时）后，证实受精卵形成了4~8个细胞的胚胎，再通过特制的管道，将胚胎输送到女方的子宫里边去定居（着床），发展成为胎儿，达到妊娠足月时自然生出来，把这种孩子就叫试管婴儿。用农民的话讲就是：先育苗，后插秧。

我们都知道，生一个孩子很不容易，要十月怀胎。实际上，试管婴儿的体外过程总共才2~3天，人类还远没有独立体外繁殖自我的本领，更不要说破解生殖细胞产生的奥秘了。与漫长的母体内孕育过程相比，这2~3天简直是微不足道的，足见造物主造人的复杂与精妙，是我们人类远不能及的。但是，人类在这样的短暂时间内，趁着造物主疏忽之机所动的一点"手脚"，却可以为许多生育困难的男女解决无后代的大问题，为男女性生殖道梗阻的患者带来了福音，同时还可以在体外阶段就能早期发现有问题（遗传异常）的子代，并早期淘汰，起到生育健康孩子的优生目的。近年来，该项技术不断发展，几乎可以使所有的严重男女性因素不育者都能够实现其为人父母的梦想，并有了明确的法律和法规来规范其安全、合理地造福于人类。

88 做试管婴儿只需要一个好精子，是否也只要一个成熟卵子就可以

自然妊娠过程中由于每个月只有一个卵子成熟和排放，实际上是在进行自然的调控，绝大多数的女人一次妊娠仅能生育一个孩子。那些希望生育双胎和多胎的人，尽管也施展了浑身解数，最终也难以如愿。

尽管生育一个孩子，只要有一个成熟卵子就可以，但是采取试管婴儿技术治疗，对人体的影响较大，治疗费用较高，人们是希望一举成功的，或者尽量减少失败机会。由于试管婴儿技术对卵子的处理过程相对复杂，因此必须保证每一个环节都准确无误才能实现生育的目的。如果仅仅获取一个卵子，在操作过程中极其容易因为培养、操作、运送等过程而使治疗失败，而且卵子的质量好坏、卵子是否能够受精、受精卵是否能发育、胚胎是否能够成功地在子宫内"安家"，都会为顺利地生育一个孩子设下重重障碍。

所以，为了提高治疗成功率，只有一个成熟卵子是不行的，最好使用药物促排卵，能有 5 个以上的成熟卵子最好，可以把这些成熟卵子都吸出来，然后让它们在"试管"内与精子自然结合，或者往每一个成熟卵的胞质内注射一个有活力的精子，都使其受精，再选择 2~3 个发育良好的胚胎移植到子宫里，妊娠的成功率就会明显地提高了。

生育技术的迅猛发展，使得一次排出多个卵子成为可能，可以让女人一次多排出几个，甚至十几个或几十个卵子，这也是促进女性排卵和增加生育机会的重要手段。

为了增加试管婴儿的成功率，在治疗过程中往往采取超促排卵手段，一个月经周期内可能同时有许多个卵泡发育并成熟，可是其发育程度并不完全一

致，有的尚未成熟，有的已经过熟了。每一个发育的卵泡都要抽出来，每一个卵泡抽在一个装有培养液的试管内。但并不是每一个都能使用，医生可以把这些卵泡倒在平皿内进行选卵，从其中选出发育成熟最好的才能做试管婴儿用。还可以对发育差的或未成熟的卵泡进行体外处理和培养，最终使其符合医疗要求，才可以用于试管婴儿治疗使用。

89 | 试管婴儿的适应证与禁忌证

最初出现的传统试管婴儿技术，可以消除女性生殖道对精子和卵子运动的各种影响，使其在体外培养系统中得以直接相遇。然而，传统的试管婴儿技术的完成，仍然需要依赖精子与卵子细胞的自身相互识别、信息传递、出胞作用和细胞融合。此过程的顺利进行需要发育成熟的卵细胞和适宜的精子。

传统的试管婴儿技术主要适用于女方双侧输卵管闭塞，且无法进行手术修复或手术失败，而其子宫内膜及其对脑垂体激素的反应正常者。此外，对于排卵障碍、女性免疫性不育、子宫内膜异位症、子宫颈严重畸形或宫颈黏液异常、特发性不育、男性不育因素，如精液量少、精子活力差、精子浓度少等情况也可以采用。

试管婴儿技术的出现可以说是生育和不育领域的一次巨大变革，使几乎所有的严重的男性因素不生育患者都可以获得自己的后代，从根本上改变了我们治疗不育症的传统理念。一般来讲只要没有妊娠和生育的禁忌证，就可以接受试管婴儿技术治疗不育症，常见的禁忌证都是相对的，如①年龄因素：随着年龄的增加妊娠后的流产率和婴儿畸形率增加，导致治疗成功率降低，且高龄妇女妊娠也具有很多的不利因素；②过度肥胖与内分泌激素水平异常：高泌乳素血症可以使患者无排卵，但是可以通过溴隐亭等药物或垂体手术治疗成功地降低泌乳素水平；③严重的盆腔粘连：B超引导下的经阴道穿刺取卵对于盆腔粘连患者的取卵过程不会有明显的影响。

值得注意的是，任何技术都不是万能的，试管婴儿技术也不例外，也不可能让所有的人都如愿以偿。就像农民种地一样，无论是好种子还是坏种子，总得有种子，这是种地的前提。生育也如此，男人必须要有自己的"孕种"（精子）才可以考虑采用接受这种治疗措施。尽管一些男人在接受常规的精液检查时也没有"孕种"但是却可以在他们的睾丸内有所发现，这样的人是试管婴儿治疗的理想对象。如果在睾丸内仍然没有可以选择的精子存在，那么，采用试管婴儿技术治疗就没有意义了。对于多次检验的无精子症患者，又排除了输精管的梗阻性因素，睾丸活检不能够发现有精子、甚至没有精子细胞存在的患者，现代的科学技术还是无能为力的。尽管国外报道，可以通过对睾丸内不成熟的生殖细胞培养，使其发育到精子细胞或成熟精子阶段，再通过 ICSI 技术获得生育能力，但是该技术还很不稳定，国内也还没有成功的报道，况且其"天价"也不是寻常人敢于问及的。

具有明确的严重遗传疾病的男人，由于可以将遗传疾病传给后代而应该规劝其主动放弃试管婴儿技术，免得贻害后代，自己也会因此而终生不愉快。其他一些疾病，如精神病、严重癫痫等患者也不适宜进行试管婴儿。

90 注射精子，给精子"助力"

打针、输液大家都很了解，但是当医生告诉陈先生需要通过注射精子的方法生育时，还是让他丈二和尚摸不着头脑，困惑地望着医生。原来，陈先生结婚多年一直膝下无子，虽然经过多方求治，却没有任何结果。妻子检查没有发现任何异常，显然问题出在男方，每次的精液检查结果都是未见到精子。尽管辗转多家医院求治，也吃了好几年的药物，但都没有任何效果。眼见年龄一天天地增大，急于求子和濒临绝望的痛苦心情自然不难体会。最后，经过附睾穿刺才发现了几个精子，被确诊为梗阻性无精子症。所以，医生才劝他选择注射精子的办法生育，也就是试管婴儿技术的一种。在经历了女方超促排卵、取卵、体外精子注射受精、体外胚胎发育、胚胎移植和着床等一系列过程后，终于让妻子妊娠了。

（1）注射精子，助精子"一臂之力"：近年来试管婴儿技术不断完善，使其使用范围也在相应扩大，但传统的试管婴儿技术也有局限，在临床上仍然被用来主要治疗女性生殖道阻塞所致的不育，而治疗男性因素的不育，尤其是对于一些严重的男性不育患者，传统的试管婴儿技术实在很难有所作为，这些功能不佳的精子（严重的弱精子症），或者十分"难得"的精子（严重少精子症）想要让卵子受孕比登天还难，包括陈先生这样的严重少精子症患者，必须有一个高级一些的试管婴儿技术，采用强有力的手段来扶持一把，助精子"一臂之力"。

实际上，真正的生育环节中只需要一个精子就足够了。专业人士将一个精子直接注射到卵子内，同样可以在体外受精和分化，并形成胚胎，然后再移植到女性子宫内受孕和发育。卵胞质内单精子显微注射（ICSI）技术的出现和成熟，极大地扩展了试管婴儿适应证的选择范围，尤其是可以治疗严重的男性因素不育，并可以作为传统试管婴儿技术治疗失败的一种补救手段。

像陈先生这样的梗阻性无精子症患者是很难获得自然生育能力的。在ICSI技术出现之前，人们只能采用附睾穿刺取精、人工异质精液囊等方法获得精液，并尝试进行人工授精，但是治疗成功率极低，现在几乎完全为ICSI所取代。可以从附睾和（或）睾丸中分离出精子，甚至精子细胞（经过适当的培养后）进行ICSI。如先天性双侧输精管缺如、输精管附睾吻合术失败、脊髓损伤所致的不射精症、严重的勃起功能障碍、生殖细胞发育不良、不完全的唯支持细胞综合征、不完全性精子成熟障碍等。

（2）哪些人需要"注射"来助力：随着辅助授精技术治疗男性不育从传统的体外受精转化到显微辅助受精，使用的精子来源发生了明显的转化。ICSI省去了自然受精过程的许多步骤，如精子与透明带的结合与穿透等，使得ICSI可以使用睾丸及附睾来源的不成熟精子、不活动的精子、无顶体的圆头精子、无尾有头的精子、冷冻精子、精子数量极少的病例及睾丸活检所获得的精子细胞均获得了良好的生育结果，从根本上改变了我们对成功地使用精子的质与量的传统观念。1995年以来已经证实，几乎所有的睾丸功能不全的患者都可以通过ICSI技术获得解决。当然，ICSI治疗的主要适应证应该由专业的生殖科医生把握，除了前述的梗阻性无精子症外，还包括：精子顶体异常或缺陷（精子不能完成自然的受精过程）；严重弱精子症，经多种治疗方法无效；严重少精子症和严重的畸形精子症；逆行射精者在尿液中可分离到少数活动精子，在难以进行其他方法治疗时的选择；男性免疫性不育，抗精子抗体滴度较高，经过精子体外处理不能够有效地去除者；既往行传统试管婴儿治疗失败者，尤其是对于未受精或受精率低下者；传统试管婴儿治疗后未受精卵再行

ICSI 的补救治疗；肿瘤患者的冷冻精子；卵子透明带增厚等。

（3）没有必要盲目选择 ICSI：值得注意的是，许多不生育患者寄希望于尖端技术，往往愿意首先选择 ICSI。从广义角度讲，ICSI 也堪当重任，几乎适用于所有男性因素不育者，尤其是严重的男性因素不育者，如严重少精子症患者、先天性双侧输精管缺如（CAVD）的无精子症患者等。但由于其方法不易掌握，技术操作复杂，需要有经验的生殖和泌尿/男性显微外科医生的共同合作，加之费用较高，在适应证选择上受到了一定的限制。此外，医学研究还不能除外 ICSI 对后代潜在的遗传学危害。

91 | 只有一个精子该怎样实现生育目的

对于存在严重的男性因素的不生育患者，如严重的少精子症患者，在原有的传统试管婴儿技术基础之上，利用卵胞质内单精子显微注射技术（ICSI），也就是公众中广为流传的"二代试管"，实现卵子受精目的，是近年来治疗男性不育的重大突破，几乎使所有的严重的男性不育患者都实现了为人父亲的愿望，是治疗不育的一个里程碑。1997 年，我国的第一例 ICSI 试管婴儿在广东诞生。此后，该技术广泛应用于严重男性不育因素的治疗，成为男科领域的里程碑式进展。

ICSI 的精子挑选主要关注精子的前向运动能力和正常形态特征，第五版的世界卫生组织（WHO）对精子的形态标准有严格的界定。运动精子在普通显微镜下（放大倍数通常为 200 倍或 400 倍）清楚可辨，通过细针制动精子尾部中段，之后将精子从尾部重新吸入细针，再进行卵母细胞的注射和移入。近年来，有学者采用 6000 倍以上的光学倒置显微镜，将精子头和尾部进行放大，挑选形态正常的精子，再将其与传统的 ICSI 操作结合，从而被命名为 IMSI，增加了畸形精子的检出率，提高受孕的成功率，这种技术逐渐在世界范围开展。

具体的方法是从女方卵巢里取出成熟的卵子，拿到一个非常洁净的实验室，在显微操作台上将卵子固定，用特殊的"针"，将一个精子"吸"到针孔里，再把精子打入到卵胞质内，然后送入二氧化碳培养箱内，培养一定时间，观察精卵是否结合，是否受精，将真正受精的卵，再输送到女方子宫内着床，发育成长，所以这也是传统试管婴儿技术的一种特殊形式（图24）。

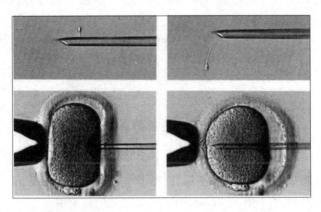

图 24　一个精子是如何完成受孕使命的

　　自然的受孕过程，精子经历了客观的剧烈选择和竞争过程，只有最强壮的一个精子才能脱颖而出；而质量一般的，尤其是质量较差的精子将被淘汰。但是，接受 ICSI 技术治疗的患者本身的精子质量和数量都可能存在问题，而且主观的人为选择很难保证有问题的精子不被选中，因而其后代很可能继承了遗传上的某些缺陷。现代的生育技术，在解决了部分严重的男性因素不生育的同时，也使得原本应该自然淘汰的变异基因可以继续繁衍下去，大量的不良基因可以遗传，将使自然生存的"优胜劣汰"法则彻底丧失，并最终可能导致人类素质的退化。

92 | 100 万精子，能否做到 "保险生育"

　　医学助孕技术宣称"只要你有一个精子，就能解决生育问题"，极大地鼓舞了不育患者和医生。的确，通过卵胞质内单精子显微注射（ICSI）技术（俗称二代试管婴儿技术）仅仅发现一个精子就会有使卵子成功受精和妊娠的概率，毕竟一个卵子仅需要一个精子来受精，而我们每一个人都是分别来自于父母的一个卵子和一个精子的结合产物。

当男性不育患者拿到精液化验单，看到报告的结果上写着精子浓度为 $1×10^6/ml$（每毫升 1 百万）时，一定会暗自庆幸，甚至沾沾自喜，尽管自己的精子没有达到正常标准，但毕竟还有这么多精子，生育后代只需要一个精子应该问题不大吧，至少还可以通过二代试管婴儿技术稳操胜券吧。但是，一系列问题随之难免出现，而科学认识现状可以帮助我们理性地选择治疗方法，并成功脱困。

100 万精子与正常生育需求相距甚远

世界卫生组织规定的健康男性精子浓度的正常参考值的最低值为 $20×10^6/ml$（每毫升 2 千万），这一指标在 20 年前曾经是 $60×10^6/ml$，而健康生育男性的精子浓度多在（$60～150$）$×10^6/ml$，即平均每毫升 1 亿。此外，即使是健康夫妇，也不都是在同居后第一个月妊娠，每个月的自然妊娠率大约 25%。那么，对于一个仅有正常人 1/100 数量精子的不育患者，期望自然妊娠的概率十分渺茫，无异于买 2 元的体彩，期望获得 500 万的概率。

做二代试管婴儿也容易"踏空"

面对艰难处境，具有自知之明的患者可能转而选择 ICSI 解决生育问题，满以为会万无一失。姑且不说试管婴儿的成功率绝对不是 100%，即使是选择做试管婴儿的患者也可能遭遇在受精的关键时间节点内拿不出精子来，这会让患者遭遇很大损失，有的还不得不放弃本次的治疗，缓和更加难以理解问题的根源。

实际上，精子是非常微小的，需要放大数百倍才能看到很小的精子。分析精液时，实验员在每个高倍显微镜下的正常男性精液内可见到数百条甚至更多的精子，而所谓的每毫升 1 百万精子，只是能够见到一条精子的概念，还不一定是具有活动能力的好精子，还不保证每个视野都能找到精子，看不到精子的情况并不罕见。如果患者的身体健康状态不佳，或者取精环节出了问题，都可能造成显微镜下找不到精子的尴尬境况。打个比方，把 1 百万条鱼放到大海里，你还能找到它们吗？虽然人们普遍认为大马航空的 MH370 肯定掉到了大海里，但是那么大的飞机以及那么多的人，到现在不是也没有找到嘛。研究发现，当精子浓度 $<0.2×10^6/ml$（每毫升 20 万）时，即使在离心情况下，也难

以找到精子。

最好做到有备而无患

对于精子数量特别少的患者，最好提前做一点准备。可以考虑首先进行一段时间的药物调理来改善精子，虽然绝大多数患者仍然难以达到自然妊娠的目的，增加一些精子浓度，至少可以减少做试管婴儿时的"踏空"概率，而且精液质量改善后的 ICSI 治疗结局会更好。预先将好精子进行冷冻，以备 ICSI 的使用，也会避免"踏空"，当然目前这种显微冻精技术还没有普遍开展，仅在某些医疗机构进行。即使是在 ICSI 治疗期间没有拿到精子，患者又不考虑（附睾、睾丸的穿刺或活检）直接取精，还可以考虑冷冻卵子，以备后续找到精子时的再次 ICSI。

93 无精子患者还有解决生育问题的办法吗

首先要确定无精子症的诊断是否准确。一些患者在接受精液分析时，由于各种因素或误差的影响，尽管得到的诊断是"无精子症"，但是他们的精液内可能还有极其少量的精子出现，这样的人仍然可以直接获得精液，仔细分析和发现可能存在的十分"稀罕"的精子，采用卵胞质内单精子显微注射技术（ICSI），同样可以解决他们的生育问题。

对于那些反复检查仍然难以见到任何精子的患者，有的是因输精管堵塞造成的无精子症，实际上这种人是有精子的，完全存留在附睾内或睾丸内。经过非创伤性的评估睾丸功能状态，如触诊检查睾丸的发育情况良好（睾丸容积不太小）、B 超检查睾丸和附睾发育良好（尤其附睾比较饱满者）、生殖内分泌激素测定基本正常，此后才可以选择进一步的检查，主要包括具有一定创伤性的附睾穿刺和（或）睾丸活检。

附睾是精子的贮存和继续成熟的场所，只要通过附睾穿刺出精液，其中只要有精子，就可以利用 ICSI 技术解决生育问题。如果附睾穿刺液内也没有发现精子，可以选择再次穿刺或直接进行睾丸取精。

可以采用多种方法从睾丸获取精子，包括开放性手术和多种经皮方法，如睾丸细针抽吸术、经皮附睾精子抽吸术和经皮睾丸活检。为了在精子成熟停滞或不发育患者的睾丸中获取到精子并进行正确的组织学诊断，应进行多处活检及多次活检，因为有些患者可能存在小灶状精子生成，单一睾丸活检样本易造成漏诊和误诊的可能。

无论如何，只要能够拿到一条活精子，理论上讲就可以进行下一步的操作，即 ICSI，让患者获得后代。随着辅助授精技术治疗男性不育从传统的体外受精转变到显微辅助受精，使用的精子来源发生了明显的转变。ICSI 省去了受精过程的许多步骤，如精子与透明带的结合与穿透等。使得 ICSI 使用睾丸及附睾来源的不成熟精子、不活动的精子、无顶体的圆头精子、无尾有头的精子、冷冻精子、精子数量极少的病例及睾丸活检所获得的精子细胞均获得了良好的生育结果，从根本上改变了我们对成功的使用精子的质与量的传统观念，临床实践已经证实，几乎所有的睾丸功能不全的患者都可以通过 ICSI 技术获得解决。

94 绝望源于造精细胞提前"下岗"

无精子让生育愿望成为奢望

身在偏远小县的程某今年 30 岁了，婚后避孕 4 年多，性功能和性欲一直正常。最近做生育前检查时竟然发现精液内无精子，而且连续 3 次检查精液均是同样结果。绝后的巨大恐慌让程先生夫妻俩都手足无措且痛苦不堪，孩子对于他们来说太重要了，"我们真的好想有个宝宝，双方都是独生子女，双方的老人还在眼巴巴地等着抱孙子呢。"

随后，他们来到了省城并接受了全面的检查。体格检查发现程先生的睾丸发育稍微小一些，每个睾丸的容积约 10 毫升且质地稍微软一些，附睾没有结节和触痛，输精管也光滑完整。性激素五项检测结果显示，黄体生成素（LH）2.97 mIU/ml、促卵泡激素（FSH）1.07 mIU/ml、雌二醇（E2）15.6 pg/ml、泌乳素（PRL）15.05 ng/ml、睾酮（T）2.99 ng/ml。血清抑制素 B 为 39.27 pg/ml（参考值>50.0）。染色体 46，XY。做了睾丸 B 超，两个睾丸大小均为

2.2cm×1.8cm 左右，医生说有些发育欠佳。当地医生建议他们可以做睾丸活检，看看睾丸内是否有精子，有精子就做试管，没有就算了。

眼见希望渺茫，在拿不定主意的情况下，小夫妻决定到首都寻求大医院的专家帮助，希望能够找到治愈的机会。甚至已经想好了，一旦找到精子就立即做试管婴儿。

雪上加霜的再次打击

来到北京后，专家要求程先生再次复查精液常规，结果检验医师仍然没有看到精子，但是在精液内却有大量的圆细胞存在，达到 $15 \times 10^6/ml$（参考值 $\leqslant 5 \times 10^6/ml$）。进一步分析发现，这些圆细胞都是一些不成熟的生殖细胞。检验医师不经意的一句话"生殖细胞脱落得很严重"，让程先生再次陷入绝境。难怪没有精子，原来制造精子的许多细胞都提前"下岗"了。拿到化验单的程先生顿感问题的严重，目前圆细胞脱落得这样严重，如果不抓紧时间治疗，不能有效地阻止它们继续脱落的话，睾丸内将很快就会没有生精细胞了，也许睾丸还会进一步萎缩变小，生精细胞一旦枯竭当然生育就更加没有了希望，甚至作为一个男人或许都成了问题。

面对着焦虑不安的患者，医生告诉他们："情况不是你们所想象的那样。就如同人要脱发一样，如果只计算掉的，不计算新发生的，很快人就要都秃顶了！精子的发生过程是受到下丘脑和垂体性腺轴的调控，睾丸内的生殖细胞从精原细胞、初级精母细胞、次级精母细胞、精子细胞到精子，是一个连续不断的动态发育过程，处在不同阶段的细胞不断地分化和成熟，最终形成精子。如果发育过程中的生殖细胞停顿在某一阶段不再继续分化并排出体外，或者还没有来得及分化即被排出来，就形成了精液内的圆细胞，而早期的细胞分裂和发育过程还在不断地进行"。

"为什么我丈夫的精液内会有这么多的生殖细胞脱落呢?"程太太追问了一句。

尽管绝大多数患者睾丸内生殖细胞脱落的真正病因还不是很清楚，但是目前已知的一些常见原因包括感染因素、精索静脉曲张、生殖内分泌紊乱、不利环境因素、遗传因素、滥用药物、高温、辐射、吸烟和酗酒，此外微量元素、氨基酸和维生素缺乏也都会让生殖细胞提前"下岗"。尽量筛查病因，对后续的针对性治疗有一定好处。

医生的讲解和形象比喻让他们紧张的情绪松缓了许多，随后程先生又问道，"现在我的问题就是睾丸功能不好，我们好害怕听到您说治疗的意义不大，因为只要有一丝希望，我们都想要努力一下，您能告诉我，像我这样的情况还有治疗机会吗？有什么办法能够改善睾丸功能，并阻止圆细胞脱落？"

"看你们的情况决定吧。如果很急迫解决生育问题，可以考虑附睾穿刺或睾丸活检，从睾丸内找到精子就可以做试管婴儿。通过检验已经将精液内的圆细胞与炎症细胞区分开来，你的精液内显然是不成熟的生殖细胞，病因也相对明确，与生殖内分泌功能紊乱有关，通过适当的治疗，有可能获得一定的疗效。"随后，根据患者垂体激素水平低下（FSH↓）、睾丸功能低下（T↓）的特点，医生为程先生开了3个月的针剂处方：绒毛膜促性腺激素（HCG）和尿促性腺激素（HMG），以加强垂体功能，强力促进睾丸内生殖细胞的分化、发育及成熟。

经过近半年的强化药物治疗和治疗方案的调整，终于让部分圆细胞转化为分化良好的成熟精子，并在精液内找到了珍贵的生育种子（精子）。由于对后续的治疗效果难以预料，自然受孕的把握性很小（睾丸发育不良），且急于解决生育问题，双方老人一致决定不再等待，选择快捷途径，协力资助小夫妻做了试管婴儿，并在新年前传来了妊娠喜讯。

95 男女双方的年龄因素对选择试管婴儿有影响吗

男人的生育能力一般会很强，强到可以维持到生命的终结，因此在选择试管婴儿技术时对于男人年龄的要求并不是很重要的，或者说是最不重要的。年龄的选择主要表现在对女人的年龄选择上。

年龄小于30岁妇女的试管婴儿成功率高。

30~40岁的妇女进行试管婴儿治疗的成功率尽管有一点降低，但仍然是可以接受的，主要看妇女的卵巢功能是否正常，是否出现了卵巢早衰。40岁以前的妇女出现性欲减退、月经过少，多半都是卵巢功能早期衰退的表现，必须经过检查确诊，如果内分泌激素水平明显异常了，就可能表示是卵巢早衰；另外还可以经过 B 超测定卵巢大小，如每个卵巢都小于 3cm×2cm×1cm，就可疑卵巢早衰。有卵巢早衰的患者必须经过一段治疗，然后才能根据内分泌功能恢复的情况，决定能否做试管婴儿。

　　43 岁以上妇女试管婴儿治疗的成功率低，这是世界各国做试管婴儿单位的共同的经验。年龄增大，女方的卵巢功能逐渐低下，包括排卵功能、卵子成熟功能、子宫内膜变化与内分泌的变化不同步，受精卵也不易着床等原因造成的成功率低（图 25）。

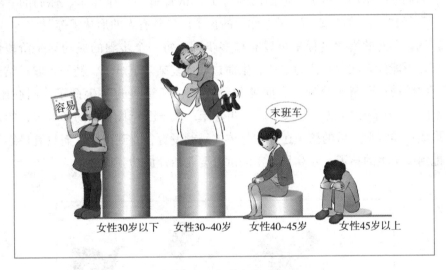

图 25　女人的年龄选择

　　其实，对于女性来说，尽管年龄是决定辅助生殖技术成功的关键因素，但也不是绝对的因素，国外曾有报道，把做试管婴儿获得的受精卵输入到 60 岁妇女子宫内还有成功的。国内许多生殖中心都有高龄妇女进行试管婴儿治疗的成功范例。

96 做试管婴儿怎样才算成功

　　试管婴儿技术的出现极大地鼓舞了生殖医生和不育患者。在治疗过程中的是否"成功"问题上会有很多名词出现，让患者迷惑。一些医生为了安慰和鼓励患者，也会不断地会向患者"报喜"，告诉患者：你们的精子和卵子结合了、你们的受精卵分裂了、你们已经有了"试管里的"生命了、你们的"孩子"已经在子宫里"安家"了、你们的孩子已经具有人的形状了等。

　　试管婴儿的治疗过程中可以有许多步骤，每一个步骤的成功只是阶段性的，并不能代表试管婴儿的成功。生命过程太复杂与艰难了，精子和卵子结合了，叫受精；受精卵分裂了，叫卵裂；有了"试管里的"生命了，叫胚胎；"孩子"已经在子宫里"安家"了，叫着床；孩子已经具有人的形状了，叫器官形成；器官形成后的孩子还要在母体内继续发育，直到出生，而只有最终能够抱到活生生的孩子，才算是真正的试管婴儿治疗成功（图26）。

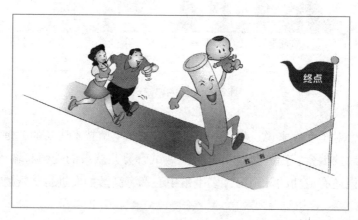

图26　试管婴儿成功的标志一定是生出孩子来

　　在试管婴儿技术孕育孩子的过程中，任何一个环节的失败都可能导致前功尽弃。如卵子可以不受精、受精卵可以不分裂、不能形成胚胎、胚胎不能顺利安家（流产）、孩子没有发育到出现人形（流产或死胎）、胚胎不能继续发育

（中期流产），此外还可以出现早产、难产和死产等不愉快的结局。看来生命得来的太不容易了，尤其是"试管"里来的孩子就更加艰难了，遭遇了比常人更加艰辛的历程。所以，要珍爱生命、善待得之不易的试管婴儿。

97 治疗后有了精子，为什么还非要做试管婴儿

晴天霹雳，有生育要求却没有"种子"

为了能够在事业上站稳脚跟，在征得妻子的理解与支持情况下，本来已经属于晚婚的谢先生结婚后一直采取避孕措施（戴避孕套）近3年，直到工作步入正轨后才开始考虑生育问题，此时夫妻都已经35岁了，尽早生育一个孩子成为他们共同的迫切期望。谁曾想，解除避孕后半年了也没见妻子有任何妊娠征兆，谢先生这才暗暗地着急起来，并偷偷地到医院接受了生育能力检查。检查结果精液量不少，达到5毫升，但精液内却没有精子，而且连续3次检查的结果都是如此。这简直是晴天霹雳，让谢先生彻底崩溃了。

接受专科医生的系统检查后，医生告诉谢先生：你的两个睾丸发育不太好，比一般男性的睾丸要小一些，大约10号（相当于10毫升），质地也有些偏软，而附睾、输精管及精索均未见明显异常，无明显梗阻征兆，看来无精子的病因很可能是你的睾丸不能产精。生殖激素分析结果提示垂体功能低下，FSH偏低（1.75mIU/L），睾酮很低（2.06ng/ml），显然问题极可能出在中枢系统，可以考虑首先采用药物治疗。

药物治疗有了转机

在与妻子反复研究后，万般无奈的谢先生不得已接受了医生的建议，开始了漫长的药物治疗征程。使用绒毛膜促性腺激素（HCG）联合尿促性素（HMG）针剂治疗3个月，每周到医院接受2次注射。治疗期间，谢先生也有过睾丸发胀的感觉，面部也出现了一些久违的"青春痘"。3个月后，怀着忐忑不安的心情，谢先生接受了治疗后的第1次复查。结果竟然在精液内看到了1个不活动的精子，并大受鼓舞。欣喜之余不免对未来充满幻想：也许再治疗

一段时间，精液质量将会更好，那样就可以有孩子了。

在随后继续治疗的半年里，精子浓度尽管也有提高，且出现了几个活动精子，但是进程十分缓慢，每次复查的结果都难以让人接受，总是只有那么几个精子。最后医生告诉他们："药物治疗看来很艰难，要想达到自然生育的程度，还相距甚远，而你们夫妻的年龄也都不小了，尤其是女方的生育潜能也将随着年龄的增大而快速下降，所以做试管婴儿可能更加可取。"

试管婴儿成了无奈的选择

听到医生的建议，谢先生有些疑惑了。"尽管我们夫妻双方渴望尽早有孩子，两家老人也都急于抱孙子，但我们还是更希望能够自然生育。我听说，的确有一些无精子的人通过保守治疗获得自然受孕，这又是怎么回事呢？另外，接受治疗后我又做了一次性激素检查，FSH是2.05，睾酮是4.63，我感觉这次结果比上次好一些，难道没有继续治疗的价值了吗？"

医生解释道：你的化验结果不错，这才有进一步的治疗机会。你以往没有精子，就什么都做不了；现在你有精子了，尽管少，却可以通过辅助生殖技术解决生育问题，毕竟试管婴儿技术仅需要1个好精子就有机会让卵子受孕，况且这也是你们获得后代最快捷、机会最多的办法。

对于非梗阻性无精子症患者，药物治疗当然可能让部分患者（主要是垂体功能低下患者，FSH偏低下者）有机会产生精子，并且可能在化验精液中查到。但是多数患者的精子数量和质量可能不尽如人意，自然妊娠的机会尽管有，但不高。与其等待机会不多的自然妊娠，白白地浪费宝贵的生育黄金年龄段，眼看着年龄的逐渐增大让自然妊娠的机会越来越渺茫，还不如尽快解决生育问题，许多与你有类似情况的人同样需要做试管婴儿解决生育问题，甚至连做过精索静脉曲张、隐睾、附睾-输精管吻合等手术治疗后的患者，在精液质量恢复不满意的情况下，只要有精子，最终也都是选择了试管婴儿技术。

试管婴儿的前期药物治疗很重要

如果真的是药物治疗即使有可能由无精变为少量有精后依然不能自然受孕，还要做"试管"的话，那为什么还要采用药物治疗呢？

你的前期治疗并不能说是毫无必要的，毕竟治疗才使你的精液内出现了精

144

子。况且通过药物治疗产生并排出来的精子成熟度好，做试管婴儿的受精率高，且不必每次做试管婴儿都从睾丸内或附睾取精，免去了有创伤性检查操作，极大地方便了患者。况且，即使药物最终治疗无果，药物也可以改善睾丸的内环境，对精子成熟度的提高大有益处，同样有助于提高附睾穿刺或睾丸活检得到的精子进行试管婴儿治疗的成功率。更为可贵的是，药物治疗还可以增加附睾穿刺或睾丸取精的成功率。

在反复斟酌了全部现状后，谢先生夫妻最终选择了试管婴儿技术，并在接受第 2 个治疗周期后成功妊娠，最终实现了为人父母的愿望。

98 畸形精子多了，试管后代也会 "不伦不类" 吗

小黄进入"封山育林"状态都两年了，妻子也没能妊娠，检查发现精液质量不好，精子数量不少，但活动能力极差，虽然经过千辛万苦的努力，各种药物也吃了不少，却一直毫无起色，最后不得不选择试管婴儿技术。还算很幸运，第一次去做试管婴儿，黄太太就怀上了。满心欢喜，却不料在进行 6 个月的孕期检查时，发现胎儿有明显的畸形（大脑积水和脊柱裂），并不得不忍痛割爱，做掉了。实际上，准备做试管婴儿之前，夫妻俩的心里就很不踏实，生怕试管婴儿出生的孩子有什么毛病，没想到还真的让自己遭遇了这种不幸。

痛定思痛，夫妻双方开始接受系列生育方面的检查，还真的发现了一些问题。拿到检查结果后，夫妻俩仔细研究了一番，妻子的问题似乎不大，最让他们恐惧的是丈夫的精子竟然有高达45%的畸形率。虽然在做试管婴儿以前化验的精子畸形率也较高，并对此有过担心，但是听医生说关系不大，也就放松了警惕性。这么高的精子畸形率，很容易就让他们夫妻将其与胎儿畸形紧密联系在一起，似乎找到了问题的症结。妻子也如释重负地解除了责任，并劝慰丈夫接受治疗，等待下次努力。

当他们拿着许多检查结果找到医生的时候，得到的回答却完全不是他们想象的那样。

医生首先告诉他们：正常的精子像蝌蚪一样，呈卵圆形，眼睛是看不见

五、实验室技术治疗顽固性男性不育

145

的，需要在放大几百倍的显微镜下观察（图27）。精子可以区分为头、中段和尾，也有将精子中段叫做颈部或体部的。精子的大小形态正常值范围变化较大，且与染色方法有关。一般的染色后精子都要有一些缩小。精子头部：长度4~5μm，宽度2.5~3.5μm，长与宽之比在1.50~1.75之间，顶体占头部的40%~70%；中段：紧贴头部，宽度小于1μm，约为头部长度的1.5倍；尾部：直的、均一、比中段细，约45μm。实际上，对精子的描述有许多版本，如有人认为精子的结构分为头颈部（长7~8μm、宽3~5μm）和尾部（约45μm）。

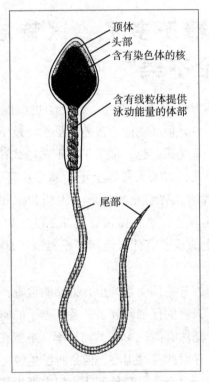

图27　人类正常精子模式图

与我们社会上的人群可以有残疾一样，人的精子也是可以有发育异常的，显微镜下表现为怪模怪样的形态，有一些是正常的生理变异（图28），而有一些则是属于畸形范畴（图29）。一般情况下，这样形状异常的畸形精子不应该

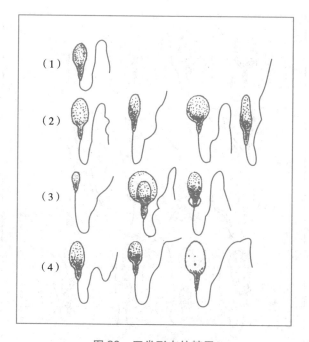

图 28　正常形态的精子

（1）正常精子；（2）正常精子生理变异；（3）幼稚
型精子；（4）衰老型精子

太多，如果异常的精子在半数以上，可以影响精子的整体"战斗"能力，明显减少"有竞争力"精子的数量，不利于精子成功地"俘虏"卵子，可以影响精子的受孕能力。严重畸形者（96%以上的精子形态都是明显异常的）可以让男人的生育能力遭遇困境。

　　黄先生的精子形态异常率的确比一般人群水平要高一些，提示可能存在影响精子生长发育的内外因素，如内分泌激素水平异常、严重的精索静脉曲张、生殖系统感染、服用过具有生殖毒性的药物、接触环境中的有害因素（毒物和射线）、不良的生活饮食习惯（嗜好烟酒和桑拿）等。黄先生的检查结果提示内分泌激素水平有一些紊乱，睾酮水平低下（175ng/dl）。可以在日常生活中多注意一些，如不酗酒、不吸烟、不洗桑拿等，同时使用一些调整睾丸内环境的治疗药物，多可改善精子发育环境和精子形态。

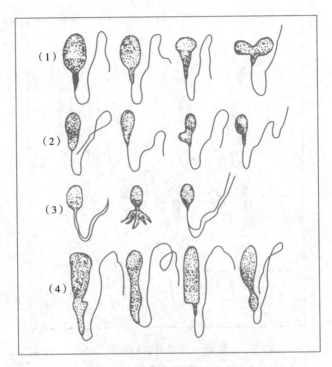

图 29　常见的精子形态缺陷

（1）头部畸形；（2）体部畸形；（3）尾部畸形；（4）头部和体部混合畸形

试管婴儿不必过于担心怪胎

选择试管婴儿技术有心理顾虑是可以理解的，谨慎一些也不过分。一些不育夫妇在全面的生育能力检查后，在医生的咨询和建议下，慎重决定接受试管婴儿方法治疗自己的不育。那么，马上关心的就是试管婴儿会不会生出一个怪胎来，也就是生出畸形儿？他们非常担心经过"试管"操作生出的后代发生畸形问题，并容易将其与精子畸形联系起来。

事实上，医学中有许多不确定因素存在，即使是没有进行试管婴儿技术而自然妊娠和分娩的后代，也不见得都是全部健康。母体在孕育的过程中，同样会给后代带来某些危害，甚至有些时候可能成为灾难。试管婴儿出生的孩子也和正常妊娠一样，出现某些畸形也是完全可能的，试管婴儿与自然生育者的胎儿异常发生率没有显著的差别。在动物身体上进行的研究已经证明，生出这种畸形后代的危险性很小。仅个别研究者的报告表明，利用卵胞质内单精子显微注射（ICSI）技术出生的婴儿智商可能稍低，男孩子中的尿道下裂比正常儿童稍微高。在 2004 年欧洲泌尿外科学会上 Eric 的总结报告认为，ICSI 技术的后代性染色体异常增加 0.83%，出生婴儿先天畸形轻度增加（尿道下裂），新生儿体重稍低。而多胎率达 26%，并导致围生期并发症增多（多胎）。因此建议 35 周岁以下的妇女，试管婴儿最好做单个胚胎移植，以避免多胎妊娠的发生。由此看来，试管婴儿出生的孩子问题并不是很严重。况且选择做试管婴儿也是不得已而为之。

胎儿畸形与精子畸形不是一回事

胎儿畸形主要发生在器官发生期，即女性妊娠的早期（头 3 个月内）阶段。如果在此期间孕妇感染病原体、发热、服用有危害性的药物（抗生素、激素、神经类等具有生殖毒性药物）、接触到环境危险因素（酗酒、农药、射线）等，将直接危害到胎儿器官分化的进程，导致胎儿畸形或发育迟滞。由此看来，胎儿畸形与精子畸形没有必然关联。

在人类的试管婴儿临床治疗过程中发现，畸形精子症并不影响 ICSI 的治疗成功率，通常也与胎儿畸形无关。近年来出生的试管婴儿已经用活生生的"人证"来以同样的结论回答了这个问题。

听了医生的一席话，回想起自己的艰难妊娠经历，黄太太似有所悟。原来在经过巨大压力下完成试管婴儿全过程后不久，自己紧绷的神经刚刚松弛下来就病倒了，连续高烧 3 天才逐渐消退，因为怕伤害到小生命也没敢用药，硬挺过来了，没想到还是伤到了胎儿。

在经过感染系列检查后，确认不存在任何可导致流产和畸胎的病原体后，黄太太再次选择试管婴儿技术，并足月经剖宫产得到一个健康男孩。

胎儿发育监控有配套措施

值得一提的是，个别携带遗传异常基因的夫妻，在进行试管婴儿治疗过程中确实存在将自己的遗传异常传给后代的机会，并可能引起胎儿畸形等发育异常，需要一系列措施加以控制，确保后代的健康发育。主要是在进行试管婴儿治疗之前应该接受包括染色体在内的全面遗传学分析，并应该由专业医生进行详细的遗传咨询。我们还可以利用现代科学技术对胚胎和胎儿进行全面检查，早期淘汰异常或畸形儿。此外，子宫本身可以将异常胚胎以流产的形式排斥掉。最后，在万不得已的情况下，还可以通过产前诊断来明确胎儿的发育情况，对于确定诊断有严重问题的胚胎，给予碎胎等有效地处理，确保生殖安全。

99 | 吃药还是做试管婴儿，生育大事如何抉择

王先生和妻子想要生个孩子的念头一直也没有断过，总想着吃一吃药就能解决问题了，但是没有想到，不断地调换药物，治疗了十来年，小王都快成老王了，但是妻子的肚子还是瘪瘪的，没有任何反应。一想到如今的生育技术特别先进，转而要求医生协助做试管婴儿，但是医生认为他妻子的年龄（40 岁）偏大了，治疗的最佳时机已过，试管婴儿的成功率也较低。这让夫妻俩很困扰，这么些年一直在治疗，怎么会晚了呢？到底该如何选择以及何时选择吃药，还是做试管婴儿呢？

现代的不育症治疗方法很多，包括分类繁杂的药物、各种手术（输精管道复通、精索静脉曲张高位结扎等）和辅助生殖技术（ART），后者又包括人工授精（AI）、体外受精-胚胎移植（IVF-ET）、卵胞质内单精子显微注射（ICSI）和着床前遗传学诊断（PGD）等。实际上，许多遭遇生育困难的不育夫妇，在其寻求医学帮助的时候，经常会面对选择困难的情况，一旦没有选择妥当，甚至没有把握好宝贵时机，都将延误孕育。

那么，应该怎样去选择助孕技术呢？主要依据以下的三个方面：

（1）双方的病情：病情显然是选择治疗方法的最主要依据。如果夫妇双方中有一方或双方存在影响生育的一般问题（病情不严重），就应该首先选择药物治疗，吃药具有简单、方便、经济的优点，双方积极配合尝试自然生育，如男方的精子数量和活力稍微差一点，女方的内分泌稍微紊乱一点，药物治疗一般建议 2~3 个月为一个疗程，但是最好持续半年左右，不要超过 1 年，过久的药物治疗往往意义不大，且容易丧失宝贵的"黄金"生育时间；如果一方的问题十分严重，或双方的生育问题均很严重，则倾向于选择快速、高效的

ART 技术，如女性的输卵管难以复通的梗阻，男性的严重少弱精子症，都首先建议选择 IVF-ET/ICSI。

（2）女方的年龄：年龄因素在选择治疗不育中的作用至关重要，越是年轻的夫妇，获得自然生育的概率越大，尤其是对女性年龄因素的考量，毕竟男性的年龄因素通常不是那么重要，多数老年男性仍然保持一定的生育能力。与青年女性相比，35 岁的女性自然妊娠率下降一半，而 40 岁以上的女性，则其自然妊娠率只有青年女性的 1/20。所以，对于青年女性，多半选择等待自然妊娠或使用一定的药物治疗来促进生育；对 35 岁以上的女性，生育已经是很急迫的事情了，必须抓紧；对于 40 岁（尤其是 45 岁）以上的女性，生育问题已经到了迫在眉睫的阶段，属于赶"末班车"的感觉，实现生育愿望的概率很低，即使选择试管婴儿技术，成功率也大打折扣。

（3）急迫程度：不育夫妇对生育后代的渴望和急迫程度是明显不同的，有一些夫妇并不是特别着急，而另外一些夫妇则很急迫，一些求治者甚至恨不能马上妊娠。对于那些不太急的患者，可以只是简单地检查和调理一下，首先选择药物治疗是明智的，并尽量等待自然妊娠；特别急迫的患者，则选择相对麻烦、对身体有一定影响且费用较高的 ART，因为其具有快速且成功率相对高的特点。

由此看来，在选择不育治疗方法和实施过程中，患者要始终把握好一定的原则，在病情、女方年龄和急迫程度上进行权衡，把握好时机并做出必要的调整，不要一条道走到黑，浪费了宝贵的治疗时机，使得后续的治疗变得越来越困难，选择成功治疗的机会越来越小。医生则有责任和义务不断提醒患者做出及时、科学及合理的选择。

100 人工授精与试管婴儿是一回事吗

许多不育夫妇在接受检查和治疗的时候，常常混淆人工授精和试管婴儿的概念，将两者混为一谈。实际上，这两者尽管都属于"实验室"里的技术，但是却具有显著的差别。人工授精是用一个非常细的管子，在排卵期将精液注入女性的阴道内或子宫里边去，后者叫宫腔内人工授精，也可以通过宫腔镜自输卵管在子宫的开口处打入输卵管里去，叫做输卵管内人工授精。试管婴儿是让发育成熟的卵子和精子在体外相遇，使之结合而受精，也就是先在体外"育苗"，然后再将发育的胚胎送入到女性的子宫内。

　　盘点一下人工授精和试管婴儿的诸多差别：①治疗费用差距显著。人工授精是比较简单初级的实验室技术，当然费用也要低廉得多；试管婴儿技术则是比较高级复杂的实验室技术，费用昂贵，往往在万元，甚至要达到数万元之巨。②人工授精和试管婴儿对生育的"介入"程度不同，前者仅是简单地对精子进行"修理"，或者干脆直接将精液送入到女性的生殖道内；后者则是将精子和卵子均"请"到体外"会面"，在孕育出原始的生命雏形后，再将"小生命"送回到母亲的体内。③两者的适应证是明显不同的，治疗的病例选择有较大的差别。人工授精选择的病例病因往往比较明确、简单，如因为逆行射精或勃起功能障碍（阳痿）而不能够将精液射入到女性体内、精液不液化或精液内有大量的炎症细胞等不利因素、"集中优势兵力"的筛选好精子等；试管婴儿则主要治疗女性输卵管阻塞造成的不生育，当然对于不明原因的反复常规治疗没有生育的夫妇也可以选择使用。此外，试管婴儿技术的派生技术，如卵胞质内单精子显微注射技术也可以解决严重的男性因素的不生育。所以，人工授精与试管婴儿是明显不同的两回事（图30）。

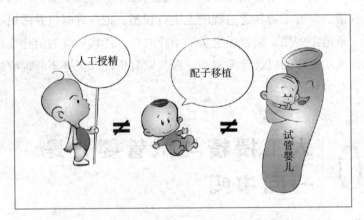

图30　人工授精、配子移植、试管婴儿各不相同

男性不育诊治札记

101 | 冷冻胚胎，让试管婴儿进入百姓家

望而却步缘于高额费用

传统的试管婴儿程序主要包括：控制性超排卵、卵泡监测、取卵、取精、体外受精、胚胎移植、移植后补充激素。接受试管婴儿技术的绝大部分费用集中在前期的药物促排卵、后期的体外受精、胚胎移植等实验室操作上。进行一次试管婴儿的费用一般需要 2 万~3 万元，而且还不能保证成功，一次的成功率只有 30%~40%，年龄偏大的妇女成功率还要打折扣。按一次 40% 的成功率推算，至少也要做三次才能成功，三次的总费用要接近 10 万。看来，试管婴儿技术只是少数人才能享受的"贵族服务"，普通人实在难以承受。

试管婴儿技术的早期阶段，如果一次胚胎移植不成功，那么一切过程都将重新开始，这样的花费的确让普通家庭难以承受。我国大多数患者对该技术费用的关注大于对试管婴儿技术本身的关注，一个治疗周期花费数万，一旦失败，一切还要重新开始。对于一个普通家庭来说，试管婴儿技术更像一种奢侈品，费用是不能不考虑的首要问题，没有雄厚的经济基础就难以涉足该领地。此外，反复的促排卵、反复的胚胎移植、反复保胎也必将给女性的身心健康也带来极大的伤害。

我国是个人口大国，不育夫妇的绝对数量不亚于欧美国家，其中有很大部分夫妇适合做试管婴儿技术，但现实生活中接受这种技术的夫妻数量还远小于欧美等发达国家，高额医疗支出是重要原因，一些本来有机会拥有自己亲生骨肉的夫妇选择了过继、领养等方式，留下了终生遗憾。

冷冻胚胎让试管婴儿技术走进千家万户

1978 年，世界首例试管婴儿在英国孕育成功，标志着试管婴儿技术的开端。30 多年来，试管婴儿已成为成熟的辅助生殖技术，成功率也逐步提高，从最初的不到 2%，到现在的近 40%。目前，全世界的试管婴儿总数已经超过了一百万，国内也正在以惊人的速度上升，试管婴儿技术正在稳步走向普通百

五、实验室技术治疗顽固性男性不育

153

姓家庭。随着试管婴儿相关技术的不断进步，尤其是冷冻胚胎技术的发展，试管婴儿技术已基本实现了平民化。

近 10 年来发展迅猛的冷冻胚胎技术不但显著地降低了试管婴儿技术总的花费，而且提高了周期治疗成功率、避免了女性多次促排卵的痛苦。因此，近年来我国接受试管婴儿技术的夫妇大幅度增加，冷冻胚胎技术功不可没，它加速了试管婴儿技术的平民化进程。由于试管婴儿的较高费用、有限成功率和多余胚胎的存在以及政策和伦理对胚胎移植数目的限制，从最大限度地保护患者利益出发，应尽可能提高每一个取卵周期的临床妊娠率，因而胚胎冷冻技术显得尤为重要。

胚胎冷冻技术

为提高妊娠率，试管婴儿技术过程中一般会借助促排卵药物的刺激来增加成熟卵子数量，一个治疗周期内可以同时有多个、十几个甚至几十个成熟卵泡排放，可以同时有多个好卵子受精并发育成早期胚胎。在每一次的移植过程中，只需将 2~3 个胚胎移植入子宫腔。因此将有许多的胚胎剩余，白白地浪费了这个难得的"生命"资源是很可惜的，可以进行冷冻保存，冻存"小生命"，作为生殖能力的储备方法之一，以备"不时之需"（待日后使用），而不必再进行超排卵，不但可免除反复打针的痛苦，也可节省不少费用。

胚胎冷冻技术就是将精卵结合后的受精卵、胚胎或囊胚冷冻保存，但这种冷冻保存要求的技术和程序相当高，通过这种严格的冷冻程序将胚胎降温，而不损坏其内部结构和功能，待需要时还可将冷冻胚胎复苏，和新鲜胚胎一样可用于胚胎移植。将胚胎和冷冻液装入冷冻管中，通过程序冷冻法和玻璃化冷冻法使胚胎能静止下来，并可在 -196℃ 的液氮中长期保存，待以后自然周期或人工周期解冻后植入子宫腔内，将增加受孕的机会。冷冻的胚胎在"缓冻"后仍是鲜活的生命。此外，该技术的优点之一是能在自然月经周期解冻胚胎后移植，不需再使用促排卵药物，节省费用，且使子宫内膜的接受性有所改善，故较易种植。

值得注意的是，在胚胎的冷冻过程中，如患者多余的胚胎质量不好（有较多的碎片），医生一般不会将其冷藏，因为这类胚胎经冷冻复苏的双重打击后，胚胎质量会进一步下降，复苏后的成活率很低。在胚胎解冻后，若胚胎因不耐冻或其他原因使胚胎产生较多碎片，这种胚胎植入子宫后的成功率很低，一般医生会与患者讨论是否放弃移植。

冷冻胚胎在20世纪80年代便开始应用于临床，并不断完善，已经成为一项成熟技术，应用冷冻胚胎进行宫腔移植越来越广泛。目前胚胎和囊胚的冷冻复苏后的存活率高达60%~90%，移植后的妊娠率为30%~60%。种种迹象显示，通过胚胎冷冻技术生育的孩子没有任何不良影响。目前，胚胎冷冻保存技术正在日臻完善，值得期待。尽管该项技术还没有完全成熟，冷冻复苏后的胚胎存活率还有待提高，冷冻胚胎的管理还有待完善。但这些问题均可以在以后的运行过程中逐步得到圆满解决，并真正造福于患者。

胚胎冷冻益处多多

胚胎冷冻技术的出现，使得多余的"幼小生命"（胚胎）可以暂时储存起来，以利于在试管婴儿技术失败（胚胎移植失败或流产）之后，或母体因子宫环境不适合妊娠（如发生严重的卵巢过度刺激或子宫内膜不佳）时，或不宜在治疗周期移植胚胎者，可以在以后选定的适当时机内，将保存的胚胎复苏后移植回母体，再次或多次重复做试管婴儿，而不必反复进行女性的超促排卵。这可以增加一次试管婴儿治疗的成功率，并因此而大大地降低了试管婴儿的平均治疗费用。也就是说，再次进行试管婴儿治疗，可免去胚胎移植前的所有操作过程和相应费用，只需缴纳胚胎的冷冻保存和移植的费用，而不需要一切都从头再来。与药物促排卵相比，冷冻保存和移植费用是相当低廉的。

此外，胚胎冷冻还有诸多益处，包括：①避免多胎妊娠：植入过多的胚胎有造成多胎妊娠的危险性，而胚胎冷冻可以合理限制移植胚胎数，降低多胎妊娠率；②生殖保险：对于因病情需接受卵巢切除、放疗或化疗的患者，可在治疗前预先保存胚胎，在适当的时候，进行复苏胚胎移植；③计划生育保障：拟采取计划生育措施者，或夫妻俩暂不想生育孩子，但想将年轻时质量良好的受精卵保存起来留待条件成熟时使用；④胚胎捐赠：冷冻胚胎还可用于在法律允许范围内的捐献；⑤科学研究：让科学家更好地了解先天性缺陷和研究一些严重疾病的细胞疗法。

胚胎冷冻引发无数纷争

据估计，目前全世界的冷冻胚胎有数百万之多。虽然目前人们也无法确切地知道冷冻胚胎到底能存活多少年，但是有证据显示它们至少可以在体外维持几十年甚至上百年的生命，这样便不可避免地要引发伦理争议，因为这意味着有一大，兄弟姐妹之间可以相隔无数代后才出生。由此，在科学家、神学家和父母们中掀起一场关于这些胚胎的伦理道德地位的辩论。大量富余的冷冻胚胎已经成为医院和父母们必须面对的问题，医院担心冷冻胚胎会意外融化、父母们承担的保险费和储存费则在不断上涨，如何处理全球巨大的人类胚胎储藏成为困扰医患的大问题。最近人们意识到，人类胚胎还有其他的科学甚至商业用途，它们可以作为制作干细胞的材料，并将其用于拯救生命的一些疗法中，但还存在法律等诸多限制。宗教保守主义者和反堕胎人士则不断谴责生育产业，抨击其"毫无节制地过量生产胚胎"。一些人则号召更多的人"领养胚胎"，即将捐赠的胚胎移植到不孕妇女的子宫中。

对于胚胎的冷藏年限，各国奉行不同的标准。在英国，人们可以将自己的冷冻胚胎保存5年，若想延长期限则需向政府机构提出申请；西班牙则并未对胚胎的冷藏年限做出规定；我国尚无相关的严格规定，并期待国家对其进行多层次监督，加强生育产业的规范管理。

冷冻胚胎的命运：何去何从

所有进行生育治疗的夫妇都被要求填写一张表格，说明他们是否希望自己的胚胎保存、销毁或进行捐献，包括捐给研究人员或其他不孕妇女。一些人认为，应该促使医生们找出减少胚胎浪费的途径，如减少排卵数量；而另外一些人则认为，这些胚胎可用来进行很多好的研究项目或者捐献给其他需要胚胎的不育患者，当然必须经过当事人的同意，并通过公证等法律程序。

数量众多的胚胎被无止境地冷藏，表明很多夫妇对他们得来不易、却又用不着的"后代"不知如何处理。尽管冷冻胚胎在10年甚至更长时间之后还可使用，但每过去一年，夫妇们用上它们的可能性都在减小，要么因为这些夫妻已经有了孩子，要么因为他们放弃了生育努力。从多数胚胎的较长时间保存可以明确，大部分准备用于生育目的的冷冻胚胎可能已经不能用来制造孩子。目前认为，如果有富余胚胎就应该冻存，以备不时之需，并在解决生育问题后立即处理掉。当然这必须征得夫妇双方同意，毕竟冷冻过程必然带来一定的费用，得来不易的胚胎是否在将来有用处，也难以决断。要让人们销毁他们的胚胎实在是太困难了，许多患者都不知道应该怎么作这个决定，辅助生育医学界对多余冷冻胚胎问题也往往采取回避态度。美国的调查结果表明，三成的冷冻胚胎将用于研究，两成将被销毁，另有两成将被捐献，一成的冷冻胚胎将被用作优生保障的研究，剩余的胚胎绝大多数将用于胚胎父母今后的生育目的。英国政府曾经出台了"被遗弃的胚胎"在冷藏 5 年之后将被销毁的政策，结果引起轩然大波。

随着胚胎冷冻技术的广泛应用，国内接受试管婴儿的不育夫妇数目与日俱增，试管婴儿技术最终将实现平民化，被广大患者所接受，为不育夫妇造福。

102 | 一次试管婴儿的治疗成功率有多大

试管婴儿技术已经在许多国家和地区普遍开展，我国几乎所有的省市均可以完成该技术，有些城市甚至可以同时有十几家医疗机构在从事该项技术，或者可以说试管婴儿已经是一种"泛滥"的常规技术。但是，多数生殖中心所报道的试管婴儿的妊娠率只有 30%～60%，而其中的一部分胚胎还会以死胎或流产而告终，实际的正常分娩率在 20%～40%。与其颇高的治疗费用相比，它还并不能算是一种十分理想的治疗方法，而且还不保险，因为有很多方面的因素决定试管婴儿能否成功，这些因素基本上取决于不孕女方的各项条件。

由于试管婴儿技术需要超促排卵，还需要穿刺收集卵子，无论是从经济上还是从身体上来说都是让人痛苦的。近年来开展的冷冻胚胎技术可以让胚胎保持存活状态，使妇女仅经历一次这样的痛苦，即使是第一次试管婴儿治疗没有成功，也可以将冻存的胚胎在期望的日子里"活"过来，再次"送"到妻子的子宫里，再次进行生育的努力，具有"生殖能力储备"作用，并因此提高了试管婴儿治疗的成功率。但是，希望从这种技术中获得益处的夫妻，首先需要他们能够有足够数量的卵子和受精卵，并且受精卵或（受精卵继续培养后的）囊胚的发育良好。

一个让人有些鼓舞的事情是，有学者认为试管婴儿的成功率是可以预测的，这为那些犹豫不决的人提供了一个参考依据，尤其是曾经遭遇过试管婴儿治疗失败的患者。美国斯坦福大学医学院妇产科的专家研究出预测试管婴儿成功率的新方法，据说该方法的预测准确率达到 70%。他们是根据 2005 年不孕症治疗机构内的 1117 次试管疗程做受孕结果分析所得出的结果。有 4 项重要

五、实验室技术治疗顽固性男性不育

参数可以有助于预测是否试管婴儿治疗会成功受孕，包括：①有多少卵子成功在体外受精受孕；②在受精3天后，有多少个受精卵发展成为8个细胞；③有多少比例受精卵停止成长；④接受试管婴儿技术者的激素测试结果。

103 将受精卵或胚胎送入子宫后，为什么还会失败

试管婴儿技术在体外"育"好种之后，将胚胎送入到女性的子宫内去"安家"。但是这并不等于大事完毕了，而且还要经历更加艰难的过程："安家"（胚胎着床）。事实上，胚胎难以在子宫内"安家"是造成试管婴儿失败的最主要的原因。

为了增加胚胎的成功"安家"机会，医生们尝试了许多办法。首先要使女性尽量减少剧烈活动，补充必要的营养，也考虑使用药物来保胎治疗，如肌内注射黄体酮每天 20~60mg（根据体内相应的激素水平来调整剂量），注射人绒毛膜促性腺激素（2000~3000U，2~3 次/周）。根据女性的具体情况，还可以采取一些对症治疗措施，并尽可能解除不育夫妇的精神心理负担。一般情况下，这种治疗过程至少要维持到出现胚胎的明显证据（胎心跳动）后才可以停止。即使是这样，也难以让多数患者满意，试管婴儿失败是经常发生的事情。

导致试管婴儿不成功的因素很多：①打入子宫腔的受精卵还要经过3~4天的时间进入到子宫内膜里"安家"（着床），此期间由于频繁的活动，受精卵就可能顺子宫颈滑脱出来；②当受精卵植入子宫之后，可能发育不起来，这是因为子宫内膜没有和受精卵同步发育，就像植树种花，虽然移的苗是活的，但是土壤成分不行也不能成活一样；③受精卵打入子宫腔，植入子宫内膜之后，体内还要有足够的维持胚胎生存的激素，来控制并保持子宫稳定不易收缩，才能使受精卵能够在子宫内获得"喘息和调整"的机会，并进一步得到发育和成长；④在子宫腔里的受精卵还要得到足够的营养供应才能存活和发育；⑤受精卵本身质量存在问题，如精子或卵子一方面有染色体异常、受精卵不能存活等。总之，可以造成试管婴儿的失败因素不是事前都能检查出来的，专家们也难以预先估计出治疗的结果。当然做了试管婴儿之后，医生还要采取

一些措施促使其成功。毕竟，试管婴儿治疗获得成功是大家都希望的结果。

目前，国内外试管婴儿治疗的水平基本一致，无论在哪个医院里做试管婴儿都不能完全保证成功。幸运的夫妇可能仅做一次就成功了，而不幸运的夫妇，可能连续进行 3~5 次，甚至多次尝试也难以如愿。不成功者在选择好季节、身体条件良好的时候可以再次努力。

104 一次试管婴儿治疗失败后能否马上进行再次治疗

由于成功率还比较偏低，一次试管婴儿技术治疗不育症失败是常见的现象，而成功倒是确实很不容易。那么，试管婴儿治疗没有成功的夫妇，计划再次进行该技术，需要进行多方面的调整，不能急于立即开始新的"出击"，一般选择在 3~6 个月以后，可以重新接受治疗。这主要是出于以下的考虑：

（1）使妇女的卵巢功能和子宫内膜的功能恢复一段时间，以利于再次妊娠，这也是最主要和最重要的考虑。

（2）治疗失败对妇女和其丈夫的打击是相当大的，不仅反映在身体上，更重要的来自于精神上。经过一段时间的休息，身体功能的全面恢复，可以让紧张、焦虑、懊恼的情绪慢慢地减退，有利于内分泌激素水平的稳定和神经系统的功能正常。

（3）治疗失败后的休息，可以让医生和患者都冷静一下，重新考虑失败的原因，并可能发现真正造成不生育的原因，预先采取有效的治疗措施加以纠正，可能为下一次的治疗增加成功的概率。

（4）确实有一些经过试管婴儿治疗失败的患者，在冷静一段时间内却"意外地"妊娠了，这不得不让我们慎重思考当初选择进行试管婴儿治疗的决策是否真的恰当。

此外，试管婴儿的高额治疗费用也不是一般人能够负担的，治疗失败后短期内重新进行治疗是否会给家庭生活带来难以想象的灾难？是否会造成家里的债台高筑？一旦再次失败，将何以面对生活？一旦真的治疗成功，又将提供给母婴什么样的营养，提供给出生后的孩子怎样的生活空间？不育夫妇，你们准备好了吗？

105 | 试管婴儿是否会出现畸形儿

一些不育夫妇很关心的是试管婴儿是否与一般孩子不一样，会不会生出一个怪胎来，也就是生出畸形儿？他们往往对此非常不放心，并一再要求医生做出承诺。实际上，这对于医生来说实在是有点苛求了，医学中有许多不确定因素存在，即使是没有进行试管婴儿技术而自然妊娠和分娩的后代，也不见得都是100%的健康。

事实上，试管婴儿出生的孩子也和正常妊娠一样，出现某些畸形也是完全可能的。但在动物身体上进行的研究已经证明了，出生这种畸形后代的危险性很小。而且，近40年来的人类治疗经验，那些已经出生的试管婴儿已经用活生生的"人证"来以同样的结论回答了这个问题。由此看来，试管婴儿出生的孩子问题并不是很严重。

值得一提的是，个别携带遗传异常基因的夫妻，确实存在将自己的遗传异常传给后代的可能性，这在进行试管婴儿治疗之前应该接受全面的遗传学分析，并应该有专业医生进行详细的遗传咨询。

此外，子宫本身可以将异常胚胎以流产的形式排斥掉，我们还可以利用现代的科学技术对胚胎和胎儿进行全面检查，早期淘汰异常或畸形儿。最后，在万不得已的情况下，还可以通过产前诊断来明确胎儿的发育情况，对于确定诊断有严重"毛病"的胚胎，给予碎胎等有效地处理，主动淘汰这个"残次品"。

106 | 辅助生殖技术中的多胎现象 及其利弊

人们在接受医学助孕技术过程中，由于超促排卵治疗，可以有"机会"让自己一次生育更多的子女。多胎妊娠有利有弊，众说纷纭。产生多胎妊娠的原因也不尽相同，许多生殖医学工作者在摸索和总结多胎妊娠的原因，并积极寻找有效的规避方法，而一些患者也对此十分感兴趣。

由于医学助孕技术的费用高、对夫妇影响较大、治疗结果还不能让人满意，医生为了患者的强烈要求不得已为之，为了提高妊娠率而常会尽量加大促排卵药物的用量，人为地增加移植的胚胎数量，感觉上认为即使是多胎妊娠也比治疗失败要好，而患者也默认这种做法，故此容易出现多胎妊娠。有学术机构将辅助生殖技术中多胎发生的常见主客观原因归纳为如下 9 个方面：①试管婴儿技术的效率还不高；②还不能对移植后的胚胎是否成功妊娠进行准确的判断；③胚胎和卵子的冻存技术还不过关；④医生对多胎妊娠的风险估计不足；⑤情感和经济利益驱使医生追求高妊娠率；⑥医生对多胎妊娠的危险性认识不够，也缺乏必要的随访；⑦认为出生婴儿的健康状况与是否治疗成功（让患者生育）相比，意义要次要得多；⑧缺乏规范化的体系或标准来指导医生进行超促排卵和胚胎移植；⑨缺乏监督机制。

广泛开展的辅助生殖技术，由于超促排卵药物的应用，以及上述的种种原因，使得多胎妊娠的发生率明显增加。由此看来，一些人计划通过试管婴儿技术生育多胎的机会还是相当大的，还不完全是"空穴来风"。

但是多胎妊娠带来的并不都是喜悦。一些夫妇可能为突然到来的巨大"惊喜"所陶醉，可能还在憧憬着儿女成群的温馨家庭生活。然而"美梦"在还没有得以充分展开的时候，就可能被医生的严肃警告所击碎。多胎妊娠有诸多危险，不仅增加了母婴严重的并发症的发生率，孕产妇及婴儿死亡率均较高，所需费用也较大，同时还使得后代的营养和教育受到了明显的影响。

多胎妊娠并发症的发生率较单胎妊娠高 3~7 倍，胎儿及新生儿的发病率及死亡率增加 4~10 倍。多胎妊娠给孕妇和胎儿都带来了难以想象的麻烦，妊娠高血压、低体重儿、胎儿宫内发育迟缓、早产、胎盘早剥、羊水栓塞、宫缩乏力、产后大出血等并发症会随着胎儿数目的增加而增加。所以，多胎妊娠可能有许多危害，其中的一些危害是显而易见的，这可以让你的每一个孩子都"瘦弱不堪"，甚至"纷纷"夭折。此外，对于"额外"出生的这些孩子，作为父母，你们为他们准备好了生长发育和获得教育的必要准备了吗？这种准备不仅是物质上的，还有精神上的以及精力上的。人无远虑必有近忧，年轻的夫妇，你准备好了迎接你们的众多的不期而至的孩子们吗？

五、实验室技术治疗顽固性男性不育

107 出现了多胎妊娠怎么办

如果出现了多胎妊娠，就应该选择性地减少一定数量的胚胎，为其他的胚胎留下"宽裕"的空间和营养供给，称之为选择性减胎术（MFPR），是对多胎妊娠的一种补救措施，可以使剩余的胚胎健康生长，并保护孕妇而减少并发症的发生。但是，在决定进行选择性减胎措施之前，应该通过种种迹象来明确多胎妊娠的每一个胚胎是否能够在以后的发育过程中都能够顺利地"坚持到底"？因为确实可能有部分胚胎会在随后的生长过程中停止发育或死亡。

进行减胎操作的最佳时机为妊娠的 7~12 周。过早的操作，由于胚胎发育较小而穿刺较难；过晚的减胎操作，对母体不利。目前常用的两种减胎方法是 B 超引导下经腹穿刺减胎术和经阴道宫壁穿刺术。经腹穿刺减胎术适用于 11~12 周的胚胎，经阴道宫壁穿刺术适用于 7~8 周的胚胎。通过胸心搏动区注射，造成被计划减灭的胚胎心区局部高钾，引起胎儿心动过缓以至骤停。同时，还可以对被穿刺的胚胎造成机械性损伤。

有学者借鉴了早期人工流产的宫腔吸引器操作技术，进行卵黄囊抽吸法减胎。妊娠 3~10 周胎儿的脐带是由体蒂、尿囊和卵黄蒂形成的一条圆柱状条索，是胎儿与胎盘间"物资运输"的通道，卵黄囊与卵黄蒂又是相通的。所以，抽吸卵黄囊后，因影响胎了胎儿与胎盘间"物资运输"，而达到灭胎的目的。每减一胎平均所需时间、穿刺次数、感染机会远小于穿刺法。卵黄囊抽吸应选择妊娠小于 60 天的患者（一般在 50~60 天）。

选择性减胎术是比较安全有效的，并且随着操作技术的提高而不断减少并发症的发生，如减胎术的术后流产率由 1986~1990 年的 13.2%，下降到1995~1997 年的 7.5%。3 胎减为 2 胎最为安全，而且减胎后的流产率最低。

108 如何有效防止辅助生殖技术中多胎的发生

在进行辅助生殖技术，尤其是试管婴儿治疗过程中，有许多步骤可以造成多胎妊娠，而严格把握每一个环节，可以有效地减少多胎妊娠的发生。

（1）小心翼翼地使用超促排卵治疗的药物。在使用促排卵药物时首先选择一些初级的或低效率的药物，如首先选择口服的氯米芬（克罗米芬），开始采用小剂量，50mg/d。对于克罗米芬促排卵不敏感的患者，可以采用促性腺激素，但是必须将起始剂量限制在较低的水平。这样可以维持女性排卵的自然选择和单卵排放的机会，但可以使治疗的成功率有一点下降。

（2）精选"单个"胚胎移植。可以根据体外的胚胎发育情况，来选择具有"较大成功机会"的胚胎进行"单个"胚胎移植，这样就可以避免多胎妊娠的机会，但不适用于年龄较大、有妊娠失败史、吸烟史以及胚胎质量不佳者。研究发现，体外受精后的胚胎在第 2 天可以发展到 4~5 个细胞，第 3 天至少达到 7 个细胞以上，而碎片<20%。将"单个"胚胎移植与胚胎冷冻技术结合起来，可以将好胚胎暂时保存起来，连续进行几个周期的治疗，效果会更好。

（3）将体外发育到第 5 天的"囊胚"移植。目前一般的试管婴儿实验室是将体外培养 2~3 天的胚胎进行移植。随着培养技术的改进，有约一半的体外培养的胚胎可以发育到第 5 天，即发育成囊胚，而囊胚移植的成功临床妊娠机会非常大（>70%）。因此，可以移植一个囊胚来减少多胎妊娠的机会。但可能有小部分人，由于胚胎不能发育到囊胚阶段而不得不放弃治疗周期。

（4）严格限制移植的胚胎数量。目前还没有一个统一的移植胚胎的具体数目，一般选择移植 2~3 个发育良好的胚胎移植。医生总是在希望不断提高治疗的妊娠率和减少多胎妊娠的两难境地中左右为难地进行着选择。实际上，患者是当事人，也有知情权，也应该有分担责任的义务，来决定移植胚胎的数目。

政策性的指导和规范十分必要和重要。我国辅助生殖技术管理部门已经制定了一系列政策和法规来有效调控多胎妊娠的发生，并已经取得了良好的效果。例如，对于 35 岁以下妇女进行的试管婴儿助孕技术，移植的胚胎数目不能超过 2 个；对于 3 胎及其以上的妊娠要求政策性减胎。

109 | 我们来到了 "选择性的单胚胎移植" 时代

近年来，专家都认识到了多胎妊娠的危害性和单胎妊娠的合理性，国外学者提出了 "one baby at a time" 的口号，选择性的单胚胎移植（elective single embryo transfer，eSET）应运而生。

多胎生育的社会背景

不育患者，尤其是选择 IVF 治疗的患者，都希望快速妊娠与生育。生育多胎显然是出于多种考虑，主要包括：维持家庭稳定性的迫切需求；喜欢孩子，并多子多福的影响，希望有双胎或多胎；减少 IVF 治疗的次数可以减少许多麻烦并节省医疗支出，毕竟 IVF 的治疗费用对普通家庭来说还不是一个小数目。

辅助生殖多胎妊娠的现状

在制定 IVF 决策中，医患都处于艰难境地。由于担心失败而希望多移植胚胎，导致多胎妊娠，然后进行减胎，并形成恶性循环，加重医疗支出和患者身心负担，使得 IVF 治疗昂贵且难以有良好的安全保障。多伦多的研究报道，自从 1980 年以来，IVF 中心的双胎生育率增加 65%，3 胎或 3 胎以上生育率增加 500%。

多胎妊娠的危害大

多胎妊娠无论是对家庭、孕妇、胎儿及社会的危害都不能小觑。多胎妊娠相应地导致母体和胎儿患病率及并发症的增加以及医疗支出的增加。产妇住院概率增加 6 倍，胎盘破裂、先兆子痫等并发症增加 8.2 倍，医疗支出增加 40%，并加重了 ICU 的负担。

新生儿：双胎的死亡率增加 5~7 倍，而 3 胎的死亡率增加 7~10 倍。出生 18 个月内的多胎生育婴儿：肺病、心室充血等出生缺陷发病率增高，尤其是早产的多胎生育婴儿容易出现视神经病变和坏死性结肠炎。18 个月以后的多胎生育婴儿：主要表现为发育迟缓，包括脑、眼、耳等，表现为认知障碍、视力障碍、听力障碍、神经系统发育障碍等，还可表现为行为异常，包括多动、学习障碍、语言迟缓、焦虑抑郁等，影响其在学校的表现。日本的一项研究结果表明，至少有一种残疾的发生率在 2 胎、3 胎和 3 胎以上的发生率分别为 7.4%、20% 和 50%。

此外，多胎生育还造成了巨大的经济支出。多胎生育还给父母造带来了一系列问题，包括带来一定程度的焦虑、喂养困难、住院困难，还有后代成年后的住房、工作、同胞相互关系、婚姻等诸多麻烦。

监测与预防多胎妊娠方法

人们曾经试图通过各种观察指标来预测多胎妊娠的概率，以加强对多胎妊娠的风险控制，如有人在 B 超检测卜研究宫腔长度与多胎妊娠的关系，但是最终发现我们所能做的非常有限。所以，从源头上加强管理，对 IVF 治疗移植胚胎数量进行严格控制，选择单胚胎移植成为最重要的控制多台妊娠的手段。

推荐的选择 eSET 的适应证

①年轻女性。有人提出对于小于 38 岁女性进行 eSET；②以往未做过 IVF 或无 IVF 失败经历的；③婚后不育时间短暂的；④高危产妇，担心多胎妊娠的危害；⑤容易生育双胎及多胎的；⑥周期治疗效果比较理想，有预后良好的胚胎≥7 个；⑦周期治疗有≥1 个好的或非常好的囊胚者。

切实手段加速患者的 eSET 决策

加强患者教育，尽早与患者商讨，宣传多胎妊娠的危险性及 eSET 的优点，排除个人偏见。如进行一次减胎手术的操作资金，可以做 3 次 IVF。研究发现 eSET 的累积胚胎移植成功率可以达到 60% 以上，而多胚胎移植的成功率则为 48.6%，所以前者更加有效。给予患者书面正式的情况说明，以及与患者丈夫及其他家庭成员商讨决策都有帮助。医生帮助患者做出决策更加理性，尤其是与心理专家一同给患者提供咨询服务。

推广 eSET 需要相关领域的保障

有效地增加 eSET 成功率并降低 eSET 失败的风险是推广 eSET 策略的重要保障。

改善 IVF 技术，使得有更多更好的胚胎及囊胚发育并成功保存。许多学者在改善囊胚质量上做了大量研究，主要包括改善孵育环境，如提高培养空间内的空气质量、完善培养液、改进培养盘、加强热稳定性、取消第 2 天的观察、调整 pH/CO_2 比值，还要求对卵子和胚胎进行精细操作等。此外，政策支持是强大保障，政府将 IVF 治疗支出纳入国家保障覆盖范围，使得患者有底气选择eSET 技术。

110 克氏综合征男人的一线"生"机

克氏综合征（Klinefelter's Syndrome）又称先天性睾丸发育不全，是控制男人"性"特征的染色体（性染色体）异常造成的，多见的染色体核型异常是比普通男人多了一个 X 性染色体（47，XXY）。额外的这个 X 染色体几乎使男人丧失了所有男人的重要特点，如性与生育能力几乎完全丧失，给男人带来了无尽的烦恼。克氏综合征男人往往身材细长、皮肤细腻、胡须稀疏，检查可见女性乳房发育、睾丸几乎不发育、性功能差、基本丧失了生育能力，部分人还可以表现轻微的智力低下。

克氏综合征患者一旦发现自己患有不可治愈的遗传异常后，如果能够从睾丸获取精子，可以通过试管婴儿技术获得子代，技术成熟的专家通过显微取精技术，可以获得精子的概率高达 40%~70%。有学者发现，睾丸容积、基础血清睾酮水平、人绒毛膜促性腺激素试验结果是预测克氏综合征患者精子发生情况的重要因素，而且在试管婴儿之前进行人绒毛膜促性腺激素治疗，可以改善患者的预后。使用克氏综合征患者睾丸显微取精获得的精子，或射出的冻融精子进行试管婴儿治疗，均可能获得遗传核型和大体发育完全正常的子代，表明这种性染色体异常的遗传危险性是非常低的。

但是如果染色体中仅仅有一部分细胞多了 X 染色体，而另外一部分细胞仍然是染色体正常的，医学上称之为嵌合型 Klinefelter 综合征，情况就大不相同了，患者有可能通过自然的生育过程，或通过试管婴儿技术等获得遗传核型完全正常的子代。

111 为先天性双侧输精管缺如者的精子 "网开一面"

在不生育的男人中，有一些人一生下来就没有输精管，医学上称之为先天性双侧输精管缺如（CBAVD）。CBAVD 占男性不育中无精子症的 15%～20%，由于没有输精管而造成精子不能够排出（梗阻性无精子）而不生育。经皮附睾精子抽吸（PESA）或睾丸内直接取精技术，为 CBAVD 患者的精子 "网开一面"，联合试管婴儿技术，主要是将一个精子直接注射到卵子细胞质内治疗，可以使这些患者恢复生育能力。

然而，CBAVD 的患者如果合并囊性纤维化，在其配偶也携带有囊性纤维化基因（CFTR 基因）突变情况下，他们的后代可能会患有囊性纤维化，不利于优生和后代的身体健康。因此，重要的是要对进行试管婴儿治疗的 CBAVD 患者检查 CFTR 基因的变化情况。CFTR 基因具有特别大的变化性，已经发现它的突变达到 600 多种，所以只有通过对整个 CFTR 基因进行测序才能全部发现。

在具体工作中，我们可以通过简单的方法来首先判断 CBAVD 患者是否存在囊性纤维化，并将其作为发现 CFTR 基因相关异常的间接证据。对于准备进行试管婴儿治疗的 CBAVD 患者，一旦筛检到大量潜在的 CFTR 基因突变，就应该对其配偶常规检查 CFTR 基因的突变情况，并进行生殖遗传咨询。如果女方没有 CFTR 基因突变，那么通过试管婴儿治疗使后代患有囊性纤维化或再次出现输精管不发育的危险性小于 1/1500。

112 | "精子银行"把"根"留住

对生育能力的担忧让男人忧心忡忡

一个对男人非常残酷的消息是：大量证据表明，世界范围的人类精液的质量可能在逐渐下降，其中精子数量平均每年以 2% 的速度下降，近半个世纪来男性的精子数量下降了一半。据报道，人类的平均精子浓度 1940 年时为 1.13 亿/ml，1990 年时就下降为 6.6 千万/ml，每次射精时的平均精液容积由 3.40ml 下降为 2.75ml。

精液质量的改变是否名副其实地改变了男人的生育能力还存在争议，但近年来男人不生育的发生率也有不断增加的趋势，当代男人的生育能力正在经受严峻的考验，各种专门治疗男性不育症的广告也铺天盖地。现代社会的食物添加剂和防腐剂、农药、空气污染、生存环境恶劣、人们的精神压力过大，均对男人的生育能力构成了潜在的威胁，究竟将在什么时候让男人生育变得困难或不能生育，是谁也难以准确预料的，这也让许多男人惶惶不可终日。尽管这些现象已经应该引起了有关部门和专家的足够重视，但是相应的措施仍然显得软弱无力，而"自救"是男人自己可以选择的手段，实践证明这也是行之有效的措施，如节制烟酒嗜好、保护睾丸避免外伤和过热等。与此同时，"精子银行"或"精子库"再次吸引了众多男人的目光，许多男人不约而同地将"自救"措施瞄准了"精子银行"或"精子库"，希望将自己的生育种子寄存在那里，以备不时之需。十几年前因为"名人精子库"而在西方某些国家引起轰动的"精子库"似乎有再度辉煌的迹象。

什么是"精子银行"

银行的职能是存钱的地方，是为生活理财的金融部门，我们已经充分地体会到了生活中是离不开银行的。但是，在医学领域内出现的人体组织脏器"银行"却是件新鲜事，我们现在也越来越离不开它了。人体的许多组织器官，如骨髓、血液、细胞、皮肤等也可以像其他商品一样储存在仓库里，等待选择。血库是我们都十分熟悉的存放血液的地方，而精子也是可以存放的人体材料之一，我们将超低温冷冻存放精子的地方和设备统称为"精子库"，也叫"精子银行"。"精子银行"在生殖医学研究和不育症治疗中起到了巨大的作用，是传宗接代的希望"仓库"。"精子银行"内贮存的精子不仅可以为自己将来的生育服务，也可提供给需要精子的人，还可以用于实验研究，具有重要的意义。

哪些男人需要"精子银行"来留"根"

理论上讲，所有男人的精子都可以保存在"精子银行"里，获得生育能力万无一失的保障。但我们干任何事情都要考虑投入和产出的比值，如果没有好处的事情再盲目地去赶时髦是大可不必的。尽管现今的科学技术进行精子保存已经是非常简单的常规技术，费用也不是很高，但并不是所有的男人都需要"精子银行"或"精子库"的帮助，它只适合于一小部分男人。盲目地选择"精子银行"仍然是不明智的，不仅造成了相当大的医疗资源浪费，还给个人生活增添了不必要的开支。此外，"精子银行"内保存的精子也不是万无一失的，如尽管可能性很小，但一旦用于降低"精子银行"温度的液氮用光而没有及时得到补充，弱小的精子是难以逃生的；况且经过十几年或几十年而不使用的精子，势必也要接受环境中的射线和辐射的影响，难免也要发生质的改变，这一点是没有哪一个专家敢担保没有问题的。况且在存储精子多年后，年龄老化的配偶是否还有能力完成生育任务都值得考究。所以，对于正常人来说，通过储备精子来进行生育储备，存在着一定风险，并不像真的银行存钱就有回报一样，存储了，却未必一定能在将来派上用场（生出孩子来）。

目前认为，"精子银行"主要适合于下列的四种人：

（1）对于那些还没有完成"传宗接代"任务的而又处在"高危"因素笼罩下的男人来说，"精子银行"可以起到生育能力储备作用，防止因为某些损害生育能力的因素（药物、手术、损伤等）造成生育能力的永久性丧失。如某些即将长期接触有害睾丸健康的特殊职业（辐射和放射线等）人员，有些疾病（恶性肿瘤）不得不使用损害睾丸的化疗药物，不得不手术切除睾丸等情况，可以预先冷冻精液，起到"生殖储备"的功能。这也是使用"精子银行"的主要人群。

（2）"精子银行"是计划生育措施顺利实行的有力保证。为了保证采取计划生育措施的男子，在将来希望要孩子的时候能够恢复生育能力，可以在采用输精管结扎绝育前将精液冻存在"精子银行"，在以后的需要生育孩子的必要时刻进行人工授精。但是当代的计划生育措施很少采用破坏人体器官（输精管结扎）的方法，其他绝大多数的避孕方法对男人的生育一般不会有太大的影响，是否全部采取了计划生育措施的男人们均需要动用"精子银行"，还有待商榷。

（3）低温冷藏的精子具有较高的质量和安全性，广泛应用于献精员的筛查和精子保存。-196℃的低温可以将精子保存良好达数十年之久，仍然具有生育能力，低温保存过程中还可以淘汰许多发育异常的精子。一些具有传染性病原体感染的献精员，如艾滋病病毒携带者也可以在精子冷藏保存过程中被发现而淘汰其精液。因此，采用"精子银行"的精子比较安全而让人放心、获得妊娠者的自然流产机会少、出生孩子的畸形者少、后代的素质高。

（4）"精子银行"可以用来治疗男性不育症，可以多次冻存少精子症者的精液，起到积少成多的浓缩作用，最后可以"集中优势兵力"，用于人工授精，期望一举获得成功。

进行精子保存之前要做些什么

既然"精子银行"保存精子的主要目的是进行男性生殖能力的储备，那么男人在保存精子之前应该做到如下几项：

（1）首先验证身体是否健康。身体有疾病的男人可能更加担心自己的生育能力，选择使用"精子银行"的机会更多，是需要特别当心的，因为一些疾病（尤其是泌尿生殖系统的感染性疾病、精索静脉曲张、内分泌紊乱等）在没有治愈之前可能会损害精子的生殖能力，应该在冻存精子之前加以治愈或至少要得到有效控制。

（2）验证你的精液是否达标，进行精子的质量分析。如果精液质量很差，保存起来的精液仍然不能真正起到生殖储备的能力（除了希望以后进行试管婴儿技术的男人），没有什么用。

（3）培育良好的精子。一代精子的发生周期是 3 个月，因此在计划冻存精子之前提前 3 个月就要做准备，包括不酗酒、不吸烟、不接触农药、汽油、重金属等危害睾丸因素，避免睾丸外伤，避免睾丸接受热辐射（桑拿浴、紧身内裤和牛仔裤、热水坐浴、射频和微波等），综合饮食（多食用肉类、海鲜、蔬菜和水果等）而避免偏食。

（4）将最好的"根"留存下来。在留取精液期间应该禁欲3~7天，坚决禁烟酒，避免身体过度疲劳，保持充沛的精力和良好的情绪，并在取精前彻底清洗外生殖器官。

精子库有国家准入制度

近年来，人类精子库技术的应用在中国已初步进入规范有序的阶段，国家正在实行技术"准入制度"，并不断加强这方面的监管。但是一些未经批准的单位长期违规开展人类精子库技术，也有的获准单位不执行技术规范、技术标准和伦理原则的规定，开展超出批准范围的业务，给消费者带来巨大的安全隐患，也不利于维护医疗机构和医护人员的合法权利。为此，原卫生部公布的"加强对人类辅助生殖技术和人类精子库的监督管理"的通知，要求严查擅自设置人类精子库的单位，检查已被批准开展上述技术的单位是否严格执行了原卫生部颁布的人类辅助生殖技术和人类精子库技术规范、技术标准和伦理原则，对违规开展该技术的行为予以严肃查处。

精子库技术是生殖医学领域的先进技术，开展这种技术能体现医院的竞争力，同时又能带来一定利润和良好的市场效应。因此，很多医院纷纷上马，其中有些医院并不具备开展这项技术的实力和资格，使得市场一度出现了一定的混乱局面。为了加强对市场的管理，并出于安全、伦理等诸多方面的考虑，国家对申请人类精子库的单位进行了严格的审批制度，原卫生部规定每个省级行政单位只批准设立一家人类精子库，目的就是保证人类精子库技术的应用在我国进入规范有序的阶段。

目前国家审批人类精子库的权利已经下放到各个省的主管部门，有需求者可以到当地获得准入资格的合法机构进行安全放心的精子冷冻，通常首先需要进行一般的健康检查，尤其是性病和遗传学筛查；然后进行精液分析及冷冻与复苏评价；最后进行精液冷冻保存。

113 "名人精子库" 的喜与忧

在用"别人的"精液人工授精过程中，首要的条件就是选择合格的精子来源。

既然我们承认人的智能有先天性的差异，利用各个方面的杰出人物的精液来进行人工授精，可以提供具有各种天赋的珍贵资源，或许能够生出天赋较高的后代，应该是可行的，而且在初期的实践中也受到了广泛的欢迎，毕竟市场需求就是其存在的最有利的依据。但是，广泛推广"名人精子库"还存在许多问题，也不切合实际，不能满足全社会的需要。

从先天"继承"来的天赋，是否能够"实现"这种天赋，还需要漫长的后天环境和教育过程。实际上，人类在"继承"先天性天赋的过程中，并没有遭遇到太大的麻烦，而是缺少较早地发现这些天赋的能力，并不能为其预备好发展天赋的良好环境。根据研究发现，人类的所有基因功能被利用的还不到10%，绝大多数的基因功能有待开发利用。列举一个浅显的例子，假如需要更多的科学家，为了满足社会的需求，没有必要通过推广杰出科学家的精液进行人工授精，而只是需要多开办科技大学就可以有效地解决问题。或者，为了不埋没天才，可以早期发现，并诱导孩子向某个他可能有所作为方向的天赋来发展，培养他的爱好，如培养孩子的音乐爱好、运动爱好等。

每一个希望选择"名人精子库"精液的妇女，对于名人的理解是各不相同的，有的喜欢电影明星，希望自己的孩子当演员；有的喜欢科学家，希望自己的孩子探索科学的奥秘；有的喜欢运动健将，希望自己的孩子成为世界冠军；等等。但是"名人精子库"不可能满足所有人的需求，也并不是所有的"名人"都愿意捐献精液，即使是对于名人的确定也还存在明显的不同界限。

"名人精子库"的精液由于来源有限，因而具有"物以稀为贵"的特点，往往是非常昂贵的"天价"，是绝大多数普通人所难以负担的。况且，还存在许多名不副实的虚假"名人精子库"。

114 让"自助捐精"回归正途

男性生育能力低下，催生精子荒

如同农民种地要有足够的优良种子一样，计划要孩子的男子也应该具有相当数量的好精子才能实现繁衍后代的使命。但是一个对男人非常残酷的消息是：大量证据表明，世界范围的人类精液的质量可能在逐渐下降，其中精子数量平均每年以2%的速度下降，近半个世纪来男性的精子数量下降了一半。据报道，人类的平均精子浓度1940年时为1.13亿/ml，1990年时就下降为6.6千万/ml，每次射精时的平均精液容积由3.40ml下降为2.75ml。

精液质量的改变是否名副其实地改变了男人的生育能力还存在争议，但近年来男人不生育的发生率也有不断增加的趋势，当代男人的生育能力正在经受严峻的考验，各种专门治疗男性不育症的广告也铺天盖地。现代社会的食物添加剂和防腐剂、农药、空气污染、生存环境恶劣、人们的精神压力过大，均对男人的生育能力构成了潜在的威胁，究竟将在什么时候让男人生育变得困难或不能生育，是谁也难以准确预料的，这也让许多男人惶惶不可终日。

相对于全国数以千万计的不育家庭来说，现有的试管婴儿技术虽然解决了不少问题，但仍然不是万能的，尤其是对于那些已经没有生育自己后代可能的男性来说，供精人工授精成为后续解决生育问题的主要治疗选择。做出接受供精的决定对于男人来说是一件非常不情愿也不甘心的事情，然而接受供精治疗可能让他们遭遇更大的尴尬。经卫生部批准的人类精子库是我国唯一合法提供精子的机构，而目前国内许多家精子库都存在精子荒问题，与巨大的市场需求相比，精子库内的有限资源难以满足社会的需求。

正规精子库的精源供不应求

精子库的精源主要来自于志愿捐精者。为了达到有效、安全地解决供精人工授精的治疗需求，国家对合格精子入选标准进行了非常严格的限定，使得整个过程变得比较复杂且漫长。捐精者必须是本人已经生育健康后代者，并需要

五、实验室技术治疗顽固性男性不育

173

接受全面的家族遗传疾病调查、严格的身体健康状况（尤其是性传播疾病）检查、仔细的精液质量分析。全部达标者的精液也不能立即使用，还要冷冻半年后，再次对捐精者进行性病检查未见异常后才能使用。所以，最终能够成功实现献精愿望者非常少，仅占志愿捐精者的2成。单纯从精液质量分析一项来看，那些已经生育的男性志愿者，其精液质量不达标率竟然高达60%以上，均不能作为合格的献精者而被淘汰。此外，对合格的献精员来说，其献精次数也有严格限制。

除了传统的封建保守观念以外，上述的这一切复杂漫长的捐精过程也使得正规的捐精渠道不够畅通，不能满足市场需求，许多国家批准提供精子服务的合法机构都人满为患，库存精子供不应求，许多地方精子库出现告急，接受供精治疗者往往需要排队等待一年以上，甚至等待更久时间，这让患者更加难以忍受。尽管随着社会的进步和科普宣传的不断强化，捐精志愿者在逐步增加，但总体上捐精人群仍然较少，难以满足临床工作需求。通过正规的精子库取得精子施行供精人工授精仍然需要经历漫长的等待过程，且手续繁琐，价格也颇高，并催生了一些有需求的夫妻开始走地下精子买卖途经。

"自助捐精"乘虚而入

2001年8月1日，我国的《人类精子库管理办法》和《人类辅助生殖技术管理办法》正式施行，表明人类精子库技术的应用在中国已进入规范有序的阶段，国家正在实行技术"准入制度"，并不断加强这方面的监管，其中明确规定禁止买卖精子行为。而"自助捐精"，听起来似乎还很不错，其中的"自助"也很人性化，体现了人们在遭遇困难时的互相帮助的本性，而"捐献"又让人感觉到是义务性质的，颇具大公无私的雷锋精神。

捐精者常常在网络QQ群里联系，那里是捐精者与求捐者交流最频繁的平台，每个自助捐精者会公开自己的基本资料（身材、血型、教育背景等），但是其真实性并不确定。信息发布后，有需求的夫妇将会与其联系，随后捐精者将体检报告转发或传真给对方，待对方确认后，双方再就各项问题达成一致，并约定好具体的城市，通常会在宾馆里按照之前约定的方式操作。"自助捐精"存在两种方式，一种是捐精者通过自慰取精，女方在其排卵期用注射器将精液推进自己阴道内；另一种是捐精者和接受者直接发生性关系自然受孕。第一种方式需要碰运气，而第二种方式则是性观念比较开放的夫妻才肯接受。

然而，具体实施"自助捐精"的过程却存在许多隐患。许多"自助捐精"都是私下交易，往往通过网络（尤其是捐精 QQ 群里）、小广告、口口相传等途径相互联系，交易关系的建立也不规范。在巨大的市场需求刺激下，近年来"自助捐精"的地下黑市悄然出现并不断发展，甚至有产业化趋势，且屡禁不止。

"自助捐精"，捐来的是无尽祸患

从"自助捐精"的实施过程看，明显存在诸多不妥，是百弊而无一利的，必须加以摒弃，也不被国家的法律法规所允许或承认。

（1）来源精子缺少质量保障：国家标准的精子捐献有严格的精子准入制度，对献精员要进行排查家族遗传疾病，要求本人身心健康且已经生育健康后代，要进行全面的体格检查，要对精子进行严格的质量分析，并将签署一系列相关文件。而"自助捐精"则难以做到这些，许多情况不明，包括捐精者的家族成员遗传性疾病、本人的身心健康情况、是否生育过、精液质量等。即使是已经进行过所谓的健康体检，其检验结果的准确性和真实性也难以保障。

（2）受者与供者均缺少安全保障："国标"的精子捐献还要求对捐献者进行严格的全面检查，并排查常见病和性传播疾病，尤其是艾滋病，捐献后的精子需要冷冻保存半年以上，当献精员再次接受艾滋病等相关疾病检查确认未感染后，才可使用，其安全性有充分保障。而自助捐精者的体检也未必可靠，甚至根本就没有进行过任何体检，所以极其容易传染疾病，包括性传播疾病，常见的有病毒性肝炎、淋病、尖锐湿疣，甚至令人恐惧的艾滋病。

此外，辅助生殖医学的伦理原则要求做到：知情同意的原则、维护供受双方和后代利益的原则、互盲和保密的原则、维护社会公益的原则、严防商品化的原则。向精子库捐精的志愿者还必须签署弃权协议，即放弃对日后孩子的一切权利。显而易见，"自助捐精"明显地违背了辅助生殖技术的相关国家规定，尤其是医学伦理方面的基本原则。

仅简单举一个例子加以阐述。设想一下，难以保障"互盲和保密原则"的"自助捐精"行为，当若干年孩子长大后，一旦遭遇自助捐精者（生物学父亲）不放弃对日后孩子的一切权利，并提出认子要求，将会给受者夫妻、孩子及捐精者带来一系列伦理、道德、法律、社会等诸多问题。由于没有合法性而缺乏法律保护，一旦受者夫妇日后反目（离婚、一方伤残或亡故等情况），后代的抚养问题（抚养权及抚养费）将难以妥善解决。反之，一旦受捐者夫妇对捐精者提出一些不合理要求，也难以决断。由此看来，"自助捐精"难以承受"生命"的重托。

（3）可能存在欺诈和违法现象：一些自助捐精者的真实目的可能并不像人们想象及其宣扬的那么高尚。在自助捐精者参与的生殖活动中，绝大多数的捐赠者可能出于良好的愿望，希望帮助别人，但其中也良莠不分，金钱交易并不鲜见，存有不良企图者也大有人在，个别人的真实目的就是想占女方便宜，欺诈和违法案例也时有报道。有的捐赠人期望获得性快感刺激，并在生育目的结束后仍然不断地骚扰接受捐精者；有些人利用对方的隐私来实施敲诈勒索，以达到获取不义之财目的；或其他五花八门的无理甚至非法需求。

善加引导，让"自助捐精"回归正途

给需要帮助的生育困难的男性提供充裕的精源，又让有爱心的公众能够顺利地实现捐精愿望，是医务工作者和相关管理部门的责任和义务。"自助捐精"的出现，折射出大医院目前工作的不足和缺陷，难以满足公众的合理需求，同时也提示相关管理机制的缺失。

人们彼此之间互相关心和帮助是和谐社会的标志，毕竟社会上绝大多数人是善良的好人，有爱心，在别人遭遇困难时愿意施出援手，捐献出精液完全是举手之劳的简单事情，仅仅在捐献方式上略加改变就完全可以登上大雅之堂。实际上，"自助捐精"与"献精"本质上是一样的，都是一种助人行为，被看成是生命的另一种延续，唯一的差别是前者自己筛选捐献受者，期间的很多关键环节难以保障，并可能存在好心办了坏事情的可能，甚至给别人和自己带来无尽的麻烦；而后者则是由国家组织的专业人员帮助捐献者筛选精子，并将其给予那些最需要帮助的受者。

一些选择"自助捐精"的男性，可能对正规途径的献精产生一定的抵触情绪，主要是担心隐私被泄露，而且手续麻烦也是原因之一。因此，加强公众教育，不要把捐精看得那么难以接受，甚至低俗；同时，提供相关服务的医疗机构也应该做好捐精者的隐私保护，并尽量简化捐献手续和过程，给捐精者提供更加人性化的服务。实际上，同捐献角膜、肾脏、骨髓等组织器官及献血

男性不育诊治札记

一样，捐献精子也是很普通的事情，所有公民都有责任和义务在必要的时候捐献出自己的组织器官，来帮助别人，尤其是在这种捐献对自己没有任何损害的情况下更加应该毫不犹豫，真正实现人人为我，我为人人的良好社会风尚。

最后要对那些热衷于"自助捐精"的人们说上一句：你们的爱心非常宝贵，让人敬佩，如果能够做得更加完美一点，将更加弥足珍贵。尽管"国标"精子入选方法复杂且漫长，但考虑到为同胞提供有效和安全的精子，国家的相关规定是合理的（尽管有待简化和完善），也希望有意愿捐精者多加理解，否则单纯为了所谓的"方便"而给对方，甚至还可能给自己带来后续的许多"不方便"，甚至是大麻烦，实在是得不偿失，也就失去了助人为乐的初衷。

六、

值得期待的希望之光

115 | 未来生育技术留给不育男性的希望

尽管生殖技术的进步很快，但是许多疑问都还没有圆满的答案，许多传统治疗方法还缺乏科学依据，一些患者仍然难以取得确切的疗效。看来，他们只有将希望寄托在未来的技术进步了，而许多技术进步也许离现实并不太遥远，并相当值得期待。

可以将精子放在家里永久保存（冻干精子技术）。1998年的研究发现，可以将小鼠的精子冻干保存，显微注射精子的细胞核进行试管婴儿治疗仍然可以获得受精和正常的子代。如果此项技术能够成功地应用于人类和畜牧业，传统意义冷冻保存的"精子库"将发生显著的改变，人们将不再需要"精子库"，而将精液（精子）直接放到医院的"试管架"上，或者摆放在自己的家里，就可以永远保留生育能力，在任何需要生育的时间里都可以生育自己的孩子，甚至可以在本人已经升入"天国"好多年以后，仍然可以留下自己的孕种。

干细胞生物学与生殖细胞移植。根据英国媒体报道：英国科学家在2009年调制出一种化学物质和维生素构成的"鸡尾酒"，在这种"鸡尾酒"培养环境下，首次利用人体干细胞制造出人造精子，这项突破性的医学技术发明在几年前还被认为是科学幻想，将为治疗男性不育症带来新的希望。尽管这一成果的可靠性还值得考究，但已经引起了巨大的道德和伦理争议。据悉制造出人造精子的干细胞取自于生命最初阶段的胚胎，但是人们希望能够利用男子的皮肤组织制造出人造精子。那就需要把皮肤组织细胞置于特定的培养环境中，让其生物钟调整到胚胎干细胞的状态，然后再转化成精子。通过体外受精技术，人造精子可以植入到卵子之中，那样不孕男子就可以拥有自己的骨肉了。

认识到精子产生过程的缺陷，可以帮助医学专家研制出能够提高妊娠机会的神奇药物。估计这项最新科学成就可能最早在5年内就会被用于体外受精诊所，届时可以使成千上万的不育男性拥有自己的"基因"儿女，而这仅需要患者的一小点皮肤组织即可。

科研人员也曾试图利用女性胚胎制造出精子，但是实验失败了。这表明在繁衍后代方面，男性占有主导地位。但是有朝一日科学家也许会通过女性干细胞制造出人造卵子，届时人造精子和人造卵子结合，将会诞生完全人造的婴儿。但是这项最新成果也充满了医学和伦理学争议。设想一下，医生可以利用这项成果完全依靠人造手段制造出婴儿。更令人可怕的是，那些长眠地下的男性也可以从坟墓里制造出自己的后代。

干细胞是具有自我更新、高度增殖和多向分化潜能的细胞群体，可以生长成人体内的任何组织与器官，常获得于胚胎组织，具有分化成各种组织细胞和器官的潜在功能。干细胞技术的发展，似乎可能让男性回避睾丸的生精基地作用，而直接从身体上获得体细胞或其他细胞，进行定向诱导和分化，来实现制造精子的目的。1994年，有学者成功地分离睾丸细胞并移植到不育小鼠，使之获得睾丸的重生，并恢复生育功能。因此，生殖细胞移植对遗传异常、睾丸外伤、手术切除睾丸、癌症化疗等造成的男性不育具有潜在的应用价值。研究发现睾丸内也含有干细胞，可以在受到损害时再生，成功地分离培养并移植睾丸干细胞可以用来提高男性的生育能力，并在男性性腺功能水平低下患者，如男性更年期的治疗中具有重要价值。目前，干细胞生物学已经可以成功地进行体外培养某些干细胞，研究干细胞的本质特性，相关研究几乎涉及人体的所有重要组织和器官。

许多医学难题，如可移植器官的临床应用潜能、遗传缺陷性疾病的治疗等，都可能通过干细胞工程学获得解决。干细胞生物学将在细胞治疗、组织器官移植、基因治疗、发现新基因、基因功能分析、发育生物学模型、新药开发与药效、毒性评估等领域产生重要影响。但对组织工程的种子细胞，尤其是对干细胞的了解仍然存在许多盲区，技术上也存在许多挑战。

此外，将来的基因治疗技术将可能恢复受损伤的基因和睾丸的正常功能；而克隆技术，甚至可以让男人获得自己的"翻版"，也是解决生育问题的一条可期望之路。由体细胞诱导多能干细胞，以及多莉的诞生，让我们对人类的智慧充满期待。未来人类还能干点啥？谁也不知道！

所以，对于一些在现代社会里仍然"束手无策"的男性不生育患者，你们也不要太着急，医学的发展最终会有一天可以让你们的问题得到圆满的解决，耐心等待吧！

116 克隆技术离我们还有多远

克隆可以理解为无性生殖或无性繁殖，或简单地理解为自我"复制"或"翻版"，主要是由于核移植技术的发展而产生，并在动物的克隆技术上取得了巨大的成功，多莉是首例克隆动物。克隆技术是生物工程技术发展中的一个里程碑，它标志着体细胞核移植技术可以作为一种成熟技术，广泛应用于生殖相关的研究，可以改造我们的生存环境，造福于我们人类。

实际上，我们的周围充满了"克隆"技术，克隆技术一直在丰富和改变着我们的生活，只不过你没有留心观察生活，或者没有将其与克隆技术联系到一起。

俗话说：有心栽花花不开，无心插柳柳成荫。这句话的后半句就是一种"朴素"的克隆技术。你随意获得了一个物种，经过某些简单的过程，就可以获得与原来性质一致的物种，这就是植物克隆。利用植物克隆，嫁接技术已经让人们繁育出了许多新的水果品种。

我们生活中的克隆技术是处处可见的。例如，许多抗生素（青霉素等）的制造就是对微生物的克隆繁殖后所提取的代谢产物；酿造业的发展丰富了人们的餐桌；畜牧、农业生产中优良遗传形状的精确改造等。

克隆技术有利于医学研究的发展，可以建立医学研究的各种遗传疾病动物模型。

此外，科学合理地应用克隆技术，可以为广大的患者造福。充分发展的克隆技术可以为将来的人类提供没有排斥反应的动物移植器官，患者可以不必担心自己患病时没有人可以提供适合于自己移植使用的组织器官。从克隆胚胎中获取干细胞，可以用于治疗许多慢性疾病，如高血压、糖尿病、震颤麻痹等；克隆技术还可以挽救一些濒临灭绝的物种等。利用基因打靶与核移植相结合的技术生产转基因动物具有广泛的应用前景，制作转基因动物可以生产人类所需要的特殊蛋白质。

　　你可能听说过一种叫"血友病"的疾病，是由于缺乏凝血因子Ⅷ，因此血液不凝固。这样的人一旦身体任何部位有损伤而出血，如果不采取有效的措施，将会让人的血液一直流到干枯而死亡。而传统的治疗方法就是采用输血，利用别人血液内的凝血因子来最终使出血停止。但是这种抢救方法有很多危害，而且一旦难以获得足量匹配的血液，我们将不得不眼睁睁地看着"生命"一点点地离我们而去。克隆技术中的转基因技术，可以将人的"控制"凝血因子Ⅷ合成的遗传物质（基因）转到家畜体内，使得牛或羊体内可以合成并分泌出这种因子，它们的奶水里就可以含有这种凝血因子，血友病患者每天只要"喝"这种特殊的奶水，就可以保持健康。

　　目前，克隆技术还有待完善、克隆效率仍然很低，研究的重点是从根本上降低生产成本，使该技术能够广泛应用。将克隆技术应用于组织和器官移植是未来研究与应用的重点，有学者预测：再用不到 50 年，人类将能够培育出人体的所有器官。

六、值得期待的希望之光

七、

生一个健康宝宝

117 生育年龄、季节及其他条件的优选

在选择生育孩子的问题上，夫妻双方都不敢有任何马虎，许多育龄夫妻经常会询问生育的最佳年龄和季节，希望将自己最好的"性能"遗传给孩子，并且希望孩子健康。

（1）对夫妇生育年龄的要求：生育对于女性的年龄要求比较严格，一般认为最佳生育年龄在 22~29 岁，这也与我国的婚姻法不谋而合，而超过 35 岁的妇女生育可能有许多问题，如孩子的遗传异常机会明显增加，妇女出现难产和其他异常妊娠过程的机会明显增加，而绝经后妇女的生育几乎是不可能的。对于男性，则不存在这么明显的限制。男人的最佳生育年龄在 20~40 岁，但是男人的生育年龄可以一直维持到生命的终结，而且在其晚年出生的孩子的健康问题也不像人们想象的那么严重。

（2）生育孩子的季节的选择：出于不同目的的考虑，可能会对孩子的出生季节选择有明显的不同。如果从医学角度出发，认为妊娠和孩子出生在春夏之交比较好，万物复苏的春季，人的生命力和精神状态都极其旺盛，妊娠后的母亲可以有充足的新鲜蔬菜水果供应，胎儿的营养要求可以得到保证，环境中

的清新空气也可以满足胎儿大脑的发育需求。经过 280 天（接近 10 个月）的孕育过程，孩子将出生在气候温和的春季，生后不久就进入了夏季，洗澡和喂奶都比较方便且不容易受凉，母婴对营养（蔬菜和水果）的需求也容易满足。这个季节属于传染病和各种感染性疾病的高发季节，但是此时的孩子过继了母亲的免疫能力，对传染病和感染性疾病具有一定的抵抗能力；度过了传染病高发的夏秋季节，进入冬季，孩子的过继免疫能力逐渐消失，而自身的免疫系统发育还不完善，还不容易对抗感染性疾病，但是进入冬季的传染病发生机会也明显减少了。综合考虑，6~7 月受孕，而 4~5 月出生的孩子为母亲和孩子都创造了多方面的"便利"条件。

（3）夫妻双方的情绪和身体健康的最佳状态：保持双方良好的心情、强健的体力和敏锐的智力，选择幽雅的性生活环境，性生活前双方养精蓄锐都是生育健康宝宝的有利时机。而有些时机则可能不利于妊娠，如新婚和蜜月阶段的夫妇体力消耗过大，而又可能大量饮酒和吸烟，还由于刚刚处在彼此生活（包括性生活）的磨合和调整阶段而造成情绪和内分泌激素水平波动，所以不利于生育健康的宝宝，而应该采取避孕措施，将生育的机会留给以后的岁月。

在夫妇双方中有一人患有慢性疾病的情况下，或者长期服用某些药物的情况下，最好不要妊娠，等待疾病康复半年以后，或者停用药物 3 个月以后再进行"制造生命"的酝酿。

118 婚前和生育前检查为生育健康宝宝设防

我国是出生缺陷高发国家，每年有 80 万~120 万出生缺陷患儿，占出生人口的 4%~6%。根据 2009 年计生部门的数据，北京市新生儿出生缺陷率 1997 年为 90.78/万，2008 年为 170.82/万，10 年间上升了近一倍。排在出生缺陷前两位的是先心病和肢体畸形。

造成北京市新生儿出生缺陷率 10 年内翻一番的主要原因是全市青年男女婚检率不足 30%，以及高龄产妇逐年增加。为了提高人口的素质，除了在孩子出生后为其提供良好的生活和教育环境外，更重要的还是首先要生育一个健康的、智能发育良好的孩子。这就要把握好婚前检查和生育前的检查，可以了解育龄夫妇自己身体的健康状况，获得必要的性与生育知识，早期发现一些影响男性生育以及容易生育异常后代的疾病或异常，尤其是遗传性疾病。如可以避免近亲结婚；可以让精神病患者进行绝育措施，而选择"精子库"的健康精子生育健康后代；对于有生殖系统畸形或异常（尿道下裂、精索静脉曲张、隐睾等）可以早期矫治。

最具有代表性的工作应该是在婚姻指导上的近亲不能结婚原则，远配可以生出高质量的孩子。遗传学者的多年研究结果证实了婚配夫妻的距离和血缘关系越远，子女的智商越高，这种现象可能是远距离血缘的遗传优势互补法则的作用，还可以起到优化人种的作用。而传统观念的"肥水不流外人田"、"亲上加亲"、"好女不外嫁"的观念，使通婚的范围非常局限，人们的生活习惯、营养结构等十分接近，使得彼此之间的缺陷特别容易继续流传下去，尤其是一些遗传病，不利于后代的智能和体能的发展，造成人种的退化。

除了常规的婚前和生育前检查技术外，近年来新技术的发展，使得我们有更先进的技术来判断后代的健康状况和遗传疾病，这种技术多数是随着辅助生殖技术，尤其是试管婴儿技术的发展而派生出来的。

119 | 试管婴儿技术中如何筛查 "问题" 后代

试管婴儿技术帮助许多人实现了为人父母的愿望，但是如果出生的孩子有毛病，也是让他们很难过的事情，甚至还不如不要孩子。如何在试管婴儿技术中生育出健康的后代，也是至关重要的。实际上，一些选择试管婴儿技术的患者，就是希望能够通过该技术来淘汰有问题的后代。那么，试管婴儿技术是如何实现患者的这个愿望的呢？

试管婴儿技术中，体外培养的受精卵可以不断地分化和繁殖。试管婴儿技术使得我们可以预先在体外（试管内）繁育生命的雏形（胚胎），并且可以在胚胎发育到一定的阶段，如2~8细胞阶段，或更晚的一些阶段（图31）对其进行诊断，即它们在子宫内"安家"（医学上称之为：着床）之前，选择胚胎

（细胞团）内的 1~2 个细胞，对遗传异常细胞进行严格检查，筛查出有问题的细胞，从而推测出其来源胚胎存在问题，并将其淘汰，我们称之为胚胎着床前的遗传学诊断（PGD）。理论上讲，PGD 可以增加着床率，减少自发性流产和三倍体受孕的发生。随着诊断技术的提高，可以应用 PGD 进行诊断的遗传异常不断增加，使各试管婴儿中心治疗成功率稳步提高。

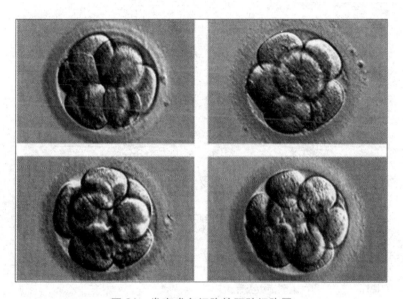

图 31　发育成多细胞的胚胎细胞团

　　获取胚胎细胞以及随后进行的诊断方法很多，参见模式图 32 和"实战"图 33。

　　目前的 PGD 技术，主要是通过聚合酶链反应（PCR）来完成对单细胞的检测和诊断，在临床实践中获得了许多健康和遗传正常的妊娠。进行 PGD 的主要对象是那些可能有遗传异常或高危遗传因素，需要产前诊断的病例，尤其是那些可能同时具有两种以上不同的遗传异常情况。主要的适应证包括具有异常妊娠结局的不育夫妇；对采用 IVF 或 ICSI 治疗的不育患者常规进行 PGD；X 连锁遗传病；染色体病；以及具有单基因疾病的不育夫妇。PGD 的新的应用适应证不断涌现，尚可在生殖医学研究中对精子、卵子以及早期胚胎的发育过程提供有意义的信息。

七、生一个健康宝宝

185

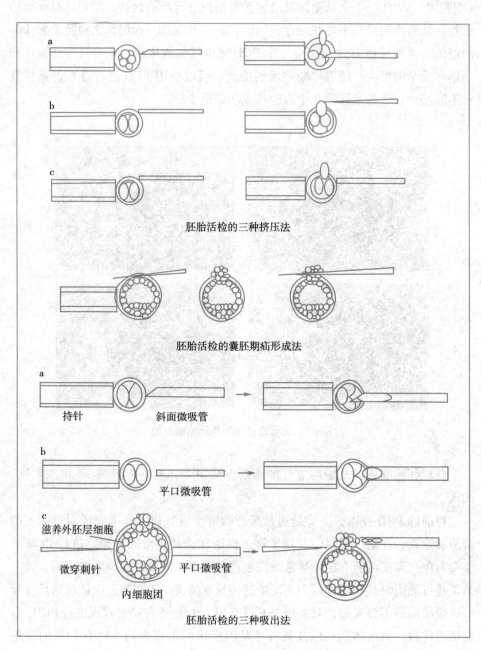

胚胎活检的三种挤压法

胚胎活检的囊胚期疝形成法

a
持针　　　　　　斜面微吸管

b
　　　　　　平口微吸管

c
滋养外胚层细胞
微穿刺针　　　　平口微吸管
内细胞团

胚胎活检的三种吸出法

图 32　获得胚胎细胞的多种方法

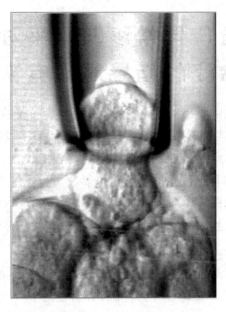

图 33 获取胚胎细胞的直观图

　　PGD 技术的应用迅猛发展，并在多种疾病诊断中有卓越的表现。如囊性纤维化是 1992 年 Handyside 采用 PGD 确诊的第一个遗传疾病，10 年后囊性纤维化仍然是国外 PGD 发现最多的疾病。目前 PGD 已成功地应用于检测脊髓病性肌萎缩、β 地中海贫血、家族性黑蒙性痴呆、血友病、脆性 X 综合征、镰状细胞病、视网膜色素炎、α_1-胰蛋白酶缺陷、马方综合征、亨廷顿舞蹈病、范可尼贫血、色素失调症等遗传性疾病。但国内能够提供这种 PGD 技术的医疗机构还十分有限，服务技术也比较单一。此外，该技术对同时具有多种遗传异常的患者还难以提供满意的诊断方法，虽然产前诊断的技术问题比较简单，且也可以明确诊断，但是一旦在产前诊断发现遗传异常需要终止妊娠，所以它也并不是一个良好的诊断方法。

120 | 遗传异常诊断水平对临床治疗的指导意义有多大

目前，许多生殖中心都在进行染色体常规分析和Y染色体微缺失的检测，并将其作为对不育男性的遗传学诊断手段和选择治疗手段的重要参考指标。但是，往往对获得的异常结果断然确定患者已经没有了治疗价值，或者感到茫然，不知道该如何解释、该采取什么措施。这也是让医生感觉非常尴尬的情况。实际上，准确解释"实验室里"的遗传异常结果，如Y染色体的微缺失检测结果是非常重要的，可以帮助临床医生确定患者是否可以生育，以及选择何种治疗措施来解决生育的问题。

事实上，即使检测到的Y染色体的微缺失与男性不育症之间存在因果关系，根据Y染色体微缺失的基因型来估计预后也是十分武断的且非结论性的，这是由于目前的研究资料还十分不充分，我们还远没有达到全面掌握遗传异常对生育的不良影响。主要理由在于：①检测结果往往是取自高度选择的特殊人群，观察的病例数也往往很少，而且多数研究缺乏组织病理学检查结果证实。②检测方法多数不够规范，缺乏严格的规范化操作程序，缺乏阳性与阴性对照，而且影响实验结果的因素十分繁杂，因而不一定是不育的真正原因。③临床诊断Y染色体微缺失的方法需要简单、可靠、可重复且经济，因而PCR方法迅速取代了传统复杂的方法，但影响PCR检测结果的因素很多。对于贮藏过久的标本PCR难以扩增出较长（>200bp）的片段。对于生殖细胞存在杂合性缺失的情况下，PCR检测的体细胞DNA却可能是正常的。④Y染色体的微缺失，如DAZ基因缺失也并不一定总是导致无精子症。

只有当某一基因型与表现型具有极大的相关性，而且明确这种基因型的功能及其对精子发生的调节作用，精确的预后结果才能最后确定。这只有依赖实验室诊断时掌握严格规范化的敏感准确的PCR方法诊断Y染色体的微缺失，以防止对诊断结果解释的扩大化。此外，明确每一个特异基因型缺陷的功能及其在调节精子发生中的作用，才能使医生的诊断和判断预后更加准确，也可以在进行患者咨询中更加有效。

尽管已经有许多复杂精确的方法来检测精子的遗传学特性，但这些只能应用于对精子的整体评估和统计学分析。受精过程仅仅涉及单个精子，而这个"幸运"精子的遗传特性往往难以分析。PGD 需要快速进行，条件要求较高，因此许多单位还难以开展，况且目前对同时具有多种遗传异常的患者还难以提供满意的诊断方法。虽然产前诊断的技术问题比较简单，可以明确诊断，但是一旦在产前诊断发现遗传异常需要终止妊娠，所以它也并不是一个良好的诊断方法，我们只有期待 PGD 多项诊断方法的出现，才可能解决这部分患者的问题，真正满足他们生育健康宝宝的愿望。这些均是生殖医学技术的难题和对现代医学的挑战。

通过 PGD 对遗传异常胚胎的筛检，理论上可以增加着床率，减少自发性流产和三倍体受孕的发生。随着诊断技术的提高，可以应用 PGD 进行诊断的染色体异位和其他的染色体畸变不断增加，使各生殖中心治疗成功率稳步提高。

121 严重遗传病者放弃生育权利更可取

对于较轻微的遗传性疾病，尤其是具有一定治疗方法的疾病，尽管出生的后代仍然可能是不健康的，但对于生活影响不大，如唇裂、糖尿病、近视、原发性癫痫等，仍然可以考虑有自己的后代。但是，为了夫妻生活的幸福和美满，更为了后代的健康与快乐，有些严重的男性遗传病患者，后代可以有较多的发病机会，目前还没有有效的治疗方法，因此最好放弃生育的权利，可以考虑在婚前就采取绝育手术，或者在婚后严格避孕。采用"精子库"的精子进行人工授精，可以解决生育问题，或者可以考虑领养子女。

这些严重的遗传性疾病包括：

（1）严重的染色体显性遗传病：这种遗传病是可以直接传给后代的，双亲中有一个人有病，子代可以有半数发病。如双侧视网膜母细胞瘤、进行性肌营养不良、结节性硬化、显性遗传型先天性小眼球、先天性无虹膜、显性遗传型视网膜色素变性、软骨发育不全、成骨发育不全等。

（2）夫妻双方均患有一种严重的常染色体隐性遗传病：如小头畸形、肝豆状核变性、苯丙酮尿症、先天性全色盲、白化病等。

（3）严重的多基因遗传病：发病率比显性遗传病明显减少，可能与遗传和环境因素均有一定的关系。如有高发家系的精神病、先天性心脏病、唇腭裂等。

122 | 产前诊断与处理，为生育健康后代设置的最后防线

生育一个健康的孩子是那些望子心切家庭的美好愿望，但是一旦错过了许多早期发现胚胎畸形或异常的机会，产前诊断将成为他们获得健康后代的最后一道防线，而针对出生缺陷儿的出生后干预常常是有心无力。所以，对于那些高危妇女，不要把生命交付给命运，喜欢撞大运是鲁莽之举，还是要守好生命的最后关口。尽管产前诊断是亡羊补牢的无奈之举，但也是为生育健康后代设置的最后防线。

尽管现代的高科技水平迅猛发展，在诊断胎儿遗传异常和先天性疾病方面也有了显著的改进，但是，任何检查方法也不是十分完善的，都有不同程度的缺陷，在许多问题上人们的认识还与医疗需求相距很远，还不能解决所有的问题，当然不能完全替代产前诊断。所以，许多传统的检查方法和技术，尽管可能不是那么早期、精确，但是仍然具有重要的应用价值，可以作为前述的许多早期、敏感、特异诊断手段的补充。如产前诊断是生殖医学的重要内容之一，近年来出现了许多重大进展，可以在孩子出生前，在子宫内对许多胎儿疾病做出正确诊断。产前诊断与有效处理，不仅可以减轻或解除患者的痛苦，也有利于下一代的健康发育，是预防性优生学的重要组成部分，具有重要的意义。

产前诊断是在妊娠3~5个月时，甚至可以在妊娠的后期阶段，对胎儿进行遗传病、先天畸形和代谢性疾病方面的诊断，可以通过检查母体的组织细胞，如母体血、尿液来诊断；可以直接获取胚胎来源的组织细胞，如羊水穿刺液内的脱落细胞和分泌物检查；还可以通过B超诊断胎儿的体表发育畸形。

虽然产前诊断的方法很多，可以几乎发现全部的畸形，但是能够在子宫内进行治疗的疾病还很少见，许多疾病或异常的确定诊断，最终将导致终止妊娠。当然，这是生育健康孩子的最后一个关卡，必须要认真对待，否则你就可能遭遇不健康孩子带给你的终身"麻烦"。常见的保证孩子出生身体健康的传

统诊断方法包括：

（1）羊膜穿刺：在妊娠 15 周后通过羊膜穿刺吸取出少许羊水，然后检测其中的甲胎蛋白的含量，来判断某些先天性严重疾病的存在，如唐氏综合征、神经管缺陷和代谢性疾病。

（2）超声波检查：可以在妊娠 20 周左右确定胎儿的性别，并可以在此后陆续发现胎儿的各种先天性畸形。

（3）胎儿内镜检查：通过腹壁插到子宫里的内镜，可以清楚地拍摄下胎儿的影像，可以发现胎儿的许多严重残疾。

八、

男性不育的预防

123 | 不生育，乱求医不如求自己

现代的社会里，人们的生活环境和营养条件都已经极大地改善了，再也不必为温饱问题而大伤脑筋了。然而，男人的生育能力却不如从前了。不难发现，我国诊治男女不育的专科医院如雨后春笋一样遍地开花，人们的传宗接代问题变得越来越重要和严峻了，而精子是人类生育的使者，精子问题不可等闲视之。

外部环境的变迁是人类难以掌控的，为了改善男性生育所遭遇的尴尬境况，男人们完全有能力从生活方式上给自己更多的关注，尽量减少不良因素的刺激，避免让精子受到伤害，保护自己的生育能力。睾丸是制造精子的工厂，保护精子应该从保护睾丸做起。

虽然睾丸是男人的生命之源，但"它"却没有得到充分的关照和重视，被安排在了人体的外表面，成了一个"不设防"的堡垒，脆弱而容易受到伤害。但是在许多时候，男人对自己睾丸的损伤并不是来源于外界的"致命打击"，而更多是要怪他们自己不"检点"，是咎由自取。与其遭遇不生育而四处求医，还不如求自己，在育龄阶段严格把握好自己的衣食住行，让精子健康

发育，顺利实现为人父母的愿望。这对我们应该并不是一件很困难的事情。

避免穿紧身裤和洗桑拿浴

洗澡是清洁卫生、消除疲劳的手段，而某些特殊的洗澡，如温泉浴可以治疗痔疮、皮肤病等，是自然疗法之一。桑拿浴也让男人有了更充分的享乐。然而过分的"享乐"也带来了悲哀，桑拿浴破坏掉了阴囊的保温和温度调节功能，使得脆弱的睾丸制造精子过程和精子发育成熟过程都遭遇不幸，并最终可能"洗"掉了男人的后代。因此我们在此提醒：要享受，洗桑拿；要孩子，洗淋浴。

不要抽烟和酗酒

抽烟和酗酒往往被看做是男子汉的象征，但是这两者恰恰是"男人生育"的最常见杀手。吸烟可以造成精子的畸形、精子的浓度减少、精子的活动能力低下，因而吸烟者制造的精子多为残次品，即或侥幸成功地使妻子妊娠，生育的孩子可能也会受到各种影响而质量不高；如果你还没有生育，为了自己的后代而忌酒，或者节制饮酒的次数和量；而到生育后再酗酒，不会有人太在乎，这毕竟仅仅影响到你自己。

尽量少服用药物

睾丸十分脆弱敏感，对于来自全身血液内的有害物质，又没有办法选择"拒绝"，只好听任主人给予的任何东西，包括有营养的，也包括有害的。药物就是有害的东西。有太多的药物可以伤害男人的命根子。许多国人在滥用抗生素方面确实问题严重，无论什么疾病，甚至是病毒性感冒（与细菌感染无关），也要使用抗生素，而且往往长期大量使用。殊不知，抗生素是精子的死对头。

避免长期接触放射线、有机溶剂和重金属污染的环境

来自居住地周围的工厂和家居环境的污染不可忽视。有个别地区居住的男人，精液内可以化验出较高水平的重金属元素，仔细追查与附近的工厂有关。环境污染最不容易引起人们的重视，也最不容易防范和改善。因此要增强主人翁意识，主动参与周围环境的综合治理，对造成环境污染的工厂和车间要进行

主动监督，或者向上级部门反映情况。家庭装饰装修中的有害物质，如甲醛、二甲苯以及来自装饰材料的超标射线等严重危害人体健康，尤其是对男人的性腺的伤害。

连续骑车的时间要节制

自行车作为"代步"的重要交通工具仍然地位牢固，骑自行车族还占主导人群。但是，不科学和长时间的骑车可能会伤害到男人的前列腺，并因此而招致前列腺的强烈"抗议"，表现为怠工（前列腺液分泌异常）或染病（前列腺炎），这对精液内精子的营养补给十分不利。因此提议连续骑自行车不要超过30分钟。有人还专门设计了保护前列腺的"中空"的自行车车座，也是一个建设性的创造。

总之，影响男性生殖健康的真正原因还不完全清楚，每个不育男人的病因也不尽相同，但生活中的很多因素难脱干系，生活和环境中的许多不良因素可以破坏睾丸的造精能力，这些日常生活中的点点滴滴影响了睾丸制造精子，环境中的有毒害因素和物质、全身和局部的高温、自身的紧张压力等，如职业因素、衣着习惯、滥用药物、吸烟、酗酒、饮食习惯、生活态度等。只要我们认识这些因素并规范自己的行为，加强对"弹丸之地"的重视，从生活中的点点滴滴做起，就可以挽救你的"孕种"，这可能比许多好药和好医生更管用，是可以防患于未然的。

124 | 慎重选择和使用性与生育"保健品"

男人一向以强健的性能力和旺盛的生育能力为"男人味"的主要标志，一旦出现性和生育问题时，往往首先想到的是靠"吃"来进行自我调理，包括食用一些增强性能力并改善生育功能的食品和滋补品，而保健品又是多数男人最"看重"的，男人们希望性和生育保健品能够带给他们焕发的青春、强烈的性欲望、满意的性生活，并尽快恢复生育能力。还有一些身体健康、功能均正常的男人，却抱着荒唐的想法，希望保健品能够增进性能力，使自己在性生活中会有"超常"表现。

需求造就了市场。由于社会"呼唤"保健品，因此而使保健品市场异常活跃和"繁荣"。你可以想象，只要是你需要滋补或改善功能的东西随处可见，广告宣传就在你的身边，甚至还有许多人会主动地免费"送"上这些"功效显著"保健品的各种宣传信息。

仔细阅读一下许多商店摆放的滋补保健品说明书，不难看出绝大多数是由具有滋补作用的贵重中药材，如人参、鹿茸、蛤蚧、雄蚕蛾等，以及大量的动物的"鞭"类，如驴鞭、牛鞭、狗鞭等组成。过分夸大的宣传语言可以让所有的男人"垂涎欲滴"，但往往不具有说明书上的种种功效。实际上，性与生育保健品也不是绝对不可以使用的，男人也没有必要完全拒绝它们，但是在使用性和生育相关的保健品过程中的"学问"更大，包含着十分深刻的医学理论和经验，还是应该接受专家和学者的指导下使用才比较放心。

人体是一个完整和谐的有机体，单纯考虑改善和提高性与生育能力而不顾全身的功能状态的做法是不明智的。人还是要遵循客观规律，不要将改善和提高性与生育功能的这样"重任"单纯交托给保健品，千万不要对保健品给予它们所不能承受的"信任"。

目前，社会上比较泛滥的性和生育保健品可能含有某些性激素或类似成分，但是它们的确切成分和含量十分混乱，可能会影响睾丸的正常生精功能。所以，男人切不可滥用保健品，未婚未育者在选择应用时尤其应该慎重。

此外，保健品毕竟只能起到保健作用，它们还不属于药物，因而对于疾病和许多异常是没有治疗效果的。所以说，在许多时候，保健品也不能真的保住男人的性与生育健康。

125 | 经常自检一下阴茎和睾丸有时可以挽救生命

一些男性因为不生育而接受检查，却意外地发现了其他的一些疾病，有的甚至可能是威胁到生命的严重疾病，如阴茎癌和睾丸的恶性肿瘤。

阴茎对于男人来说具有特殊的意义。对于阴茎上突然或逐渐多出来的"赘肉"一定要慎重。尽管"物"小，但"事"大，不能"先斩后奏"，还是要首先"探清虚实"，然后再做决断。一旦诊断阴茎癌成立，要求"除恶务尽"，以避免其"卷土重来"。

睾丸肿瘤好发于青壮年，多为单侧，发病往往比较隐蔽而不容易被发现，生长迅速，可以有睾丸坠胀不适感，多为恶性肿瘤，是由制造精子的早期细胞发生的癌变，早期就可以出现转移。因此要求早期诊断、尽早治疗，而且睾丸恶性肿瘤的治疗效果大多数比较良好。

在进行睾丸自我检查时，早期往往感觉到睾丸的异样感、睾丸容积增大、质地坚硬而失去正常的弹性、不透光、沉重感等，但一般是没有疼痛症状的。与对侧睾丸进行比较，更容易早期发现病变。在难以明确诊断的情况下，可以请求医生的帮助，接受必要的检查，如彩超检查可以很"敏锐"地觉察到睾丸局部的"不妥"之处。值得注意的是，部分隐睾患者尽管已经进行了睾丸牵引固定术，但是由于手术时机选择的较晚，仍然有较高的恶性变的机会，不应该大意。

没有人会比自己更了解自己身体上发生的变化了，尤其是男人的"家伙事"（阴茎阴囊）突出于体腔外，特别容易进行自我检查，只要稍微留意一点，如在洗澡的时候瞧上一眼，或者摸上一把，有时就可能发现某些地方有点"不对劲"，许多时候的这种自我检查或感觉可以比精密仪器更早期地发现疾病。可以通过观察阴茎的表面是否有不该长出来的东西（疣）、破溃、水疱，翻开包皮再检查一下比较隐秘的冠状沟（阴茎和阴茎头交接处）是否"干净"，尿道是否干爽（有无分泌物或流脓），阴茎体是否可以摸到硬块，阴囊是否光滑平整等。男人最好每天进行"隐秘部位"的自我检查，并将局部卫生好好"打扫"一番，这不仅有利于自己的健康，也是爱护妻子的具体表现，毕竟一个人的健康往往涉及两个人的健康和幸福。

九、

与不育症相关的社会学问题

126 | 不生育让男人相当地没有"面子"

不生育是影响男女双方和家庭的全球性问题，严重者可以导致夫妻感情不睦和家庭破裂。男性不育患者的处境更加尴尬，要面对来自家庭和社会的沉重压力，在家庭成员和朋友面前处境尴尬，更容易因此受到对立面的恶意攻击，并因此可以影响到工作成绩和事业发展。近年来的离婚原因调查中明确地显示：不生育是其中的重要原因之一。

相对于女人而言，男人更加不愿意面对自己的不生育问题，他们往往会将感情紧紧地固守在最有限的范围，不愿意和别人过多地讨论这些问题，不生育让男人更加难以启齿。许多国家和地区，尤其是贫穷落后的不发达地区，如果在婚后妻子长时间内不妊娠，来自于双方父母的压力、朋友们的询问和"关怀"、邻居们的指指点点、与别人孩子的亲密接触等都会给男人带来有形的或无形的沉重压力。

一旦怀疑到夫妇双方的生育能力可能出现了问题，男人往往首先推卸责任，害怕承认自己不能生育，因为这样很可能引起别人对自己男人形象的怀疑，希望妻子主动接受医生的咨询，并一再督促妻子接受全面检查。一旦发现妻子可能存在影响生育的情况，心里的感觉会轻松一点，毕竟不生育与自己的关系不大，还没有影响到自己的男人形象，但随后又为没有孩子而焦虑，甚至会轻视妻子；如果妻子的检查结果完全正常，则男人将面对极大的尴尬，将不得不面对自己的不育和可能担负的责任，并为即将接受的检查和治疗而痛苦万分。此时的男人就像生活在地狱里一样，真正地成为了左右两难的"难"人（图34）。国内外的许多相关研究都表明在男性不育患者中抑郁状态或抑郁症普遍存在，也有的医生尝试用抗抑郁药物治疗，获得满意疗效。因此精神心理状态调整就显得更加重要。

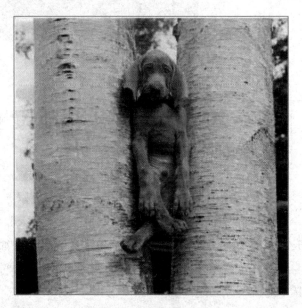

图34　男性不育患者成为夹缝中生存的"难人"

俗话说：福无双至，而祸不单行。已经因为没有孩子而痛苦万分的男人，还可能遭遇另外的打击（图35），可能合并其他方面的疾病，有些疾病甚至可以是威胁生命的。如睾丸发育不良对男性健康的全面影响，乳腺癌及睾丸癌等对患者生命的威胁。

事实却是：除非男方是无精子症或无精液症，否则即使男方精子很少，仍有生育自己孩子的机会，因此一般本不必太过"背负沉重的负担"。而且，人生活着并不是为了别人，而是为了自己，千万不要为了别人的看法或者"说

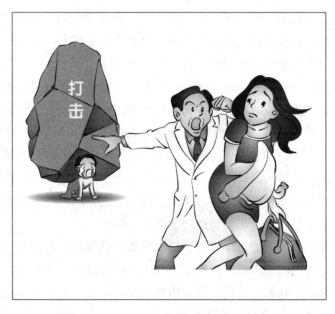

图 35　另外的打击

三道四"而紧张焦虑，并因此在夫妻间发生不愉快，互相指责。要知道，生育毕竟只是人生的一小部分，一切都要往好处想，不要患得患失，以一个平常心来面对一切，往最坏处想（也不过就是放弃要孩子的愿望），而往最好处努力。情绪的平和稳定，反倒容易配合医生的治疗而容易获得更高的成功机会。

127 不生育使亲密的夫妻生活充满了挥之不去的遗憾

　　登记结婚的夫妻，合法地组合成一个家庭，并有自己独立的"户口本"。然而，没有后代的家庭还不能够算作是一个完整的家庭。一个年轻的家庭有着各种各样的需求，当然也包括对子女的需求。盼望已久的孩子可以成为维系夫妻关系的有力纽带，而一些关系本就平淡的婚后多年不育夫妻，可能因为缺少了具有共同血脉的后代，而出现明显的情感紧张，并引发多种不和谐，最终走向家庭解体的悲惨境地。毕竟，对于多数夫妻来说，在人生的最美好年华里走到了一起，生育是他们双方的共同目标，无法实现这个目标将会是他们一生中最大的遗憾。

　　明确了不生育的主要责任在自己后，男人会对于他们的职业、环境、饮食习惯等许多方面表现出极大的疑虑，担心是否有什么可能会影响到了自己的生育能力，是否有需要改变和调整之处。但是，只有很少一些生活因素会明显地影响男性的生育，放纵的生活习惯或行为对男人的精子质量只有很小的影响。

　　在接受了一段时间的治疗后，男人可能会发现治疗没有任何效果，但是钱却花费得差不多了，人也弄得疲惫不堪。为了生计，男人可能会暂时忘却"后代"问题，但是一旦"闲"下来，将又会面对同一个巨大的烦恼问题，渴望孩子的固执念头又强烈地占据了自己的头脑，于是再次、并再再次地选择医院、选择医生、选择治疗药物和方法，不断地重复下去。眼见年龄逐渐增大了，仍然没有一男半女，压力与遗憾会更加强烈。

　　一些不育夫妻的感情非常好，他们不断地到处求医，希望能够实现为人父母的愿望，而且他们也坦然接受现实，并表示即使最终不能够获得后代，也不会因此而走向婚姻解体的结局，但是毕竟夫妻每天在一起生活，彼此之间总会在感情上觉得有一些遗憾，尤其是在晚年阶段。在现代社会里，虽然养子防老、养老送终的观念已经日渐淡漠，但是在晚年阶段，自己的事业后继无人，自己的财产无人继承，看不到自己的生命得到延续的那种无奈心情是普通人所难以理解和深刻体会的。许多不育夫妇只能自怨自艾，或者埋怨苍天不开眼。

128 不生育让男人"性"趣索然

　　人类的生殖现象十分复杂，并与人类的性密切相关，精子与卵子的结合需要通过性活动来完成，而性活动也是男女双方情感和性心理的交流过程。性与生殖活动显然具有不同的含义，但又彼此密切相关，对于男性不育患者来说，不生育让他们"性"趣索然。如果你曾经渴望通过婚姻来获得合法的性生活权利，期望可以扔掉避孕套而放心地进行性交，你能够想象得到，性生活可能会因为不生育而变得毫无情趣，且让人感觉如此麻烦，甚至可能成为某种严重的精神负担吗？

　　男人不生育通常不会对男人的性功能造成任何明显的影响，当然也不应该影响到不育夫妇间的性生活。但实际情况往往是由于不生育，给夫妇双方都带来了不同程度的不良心理影响，而男人在此过程中也难以幸免。首先，眼看着别的人家添人进口，而自己却难以使妻子妊娠的沮丧心情都可能使男人对性生活的兴趣大受影响；为了增加可能的受孕机会，男人更愿意选择在家里"频繁地"进行性生活，尤其是需要在月经周期的中期的某个时刻进行性生活以增加妻子的妊娠机会，这种过分紧张焦虑的心情对性能力的充分发挥极其不利，也是诱发各种性功能障碍的潜在因素；求子的迫切愿望使他们可能对性活动产生强烈的兴奋性，但是随着时间的推移，仍然难以满足心愿，性活动的热情也会渐渐地淡漠了；为了明确不育病因，男人要接受生殖器的检查，将自己最难以"见人"的私处面对医生，还需要多次地有那么几天的节制性生活，以便能够使男人的精液可以符合检验的要求，这对一些男性来说严重地侵害了自己的隐私，自尊心会因此受到很大的伤害。

许多不育男性在没有解决这种暂时的迫切生育任务时，无暇顾及其他的问题（包括性问题），并可能将不生育的部分原因归咎于性能力不够"充足"，因而对性产生恐惧、痛心、责难、失望等情绪。此外，过度看重生育问题，使性生活的正常规律丧失，可能刚好是造成部分患者不育的重要原因，这方面的例证是很多的。

对于一个具体的事件，如果你把它当做是娱乐的时候，你会用心地去体验其中的欢娱和美好；如果你把它当做任务或工作的时候，你必须去按时完成它，这时候就不再具有娱乐的成分，或者使娱乐的成分大打折扣了。性爱也是如此，性生活的道理也是如此。为了爱而去进行的性活动，具有爱的甜蜜和甘美，并可以密切你与爱人的感情。当你的性生活变了味道，只是为让妻子妊娠而进行性生活时候，你就会感到做爱不再是使你们夫妻更亲密和接近的手段了，因而也就变得不再有趣了，尤其是你必须在固定的某一天或某几天以某种固定的姿势进行性生活，以表示你为了生育而尽到了"责任"，无论你的身体或心情是否"允许"。此时的性生活已经没有了性爱的成分，而变为了单纯为了生育而不得不进行的性交。因而，勉强的性交明显地减少了欢娱的成分，而更多的是责任和义务。

天长日久的这种"勉强"行为，必然造成对性的淡漠和厌倦，因此而影响到性的正常发挥，并最终成为各种性功能障碍的导火索。所以说，不生育可以让男人的性能力每况愈下。

129 别让"传宗接代"毁了一辈子的幸福生活

"不孝有三、无后为大"的传统观念在现代人的头脑中仍然根深蒂固。为了传宗接代，许多人可以付出任何代价，孩子成为他们生活的全部。一旦遭遇生育困难，那种不撞南墙不回头，甚至撞了南墙也不回头的执著精神，往往让人难以理解，甚至瞠目结舌。一些还没有面临生育问题的青年男性，对于生育能力低下也容易产生恐惧心理，而其家长的推波助澜有时甚至可以带来灾难性的后果，应该引起社会的关注。

（1）五代单传面临绝后困境：满面愁容的父母带着 21 岁的儿子小张前来男科门诊求治。从厚厚的病例和检查报告就不难看出，无论是在精神上还是肉体上，患者都已经付出不小的代价。仔细询问后发现，原来是父母担心儿子婚后不能生育，催促小张接受了相关的检查，精液分析多次均偶见活精子，被诊断为"严重少弱精子症"。如同种地需要种子一样，差种子很难有收成，精子这样差让男人的生育成了问题，而对于五代单传的家庭来说，这个消息不亚于晴天霹雳。

在随后的一年时间里，生活对于小张简直是一种煎熬，几乎都是在父母的督促和陪伴下到处求医，检查做了一大堆，药物吃的更是难以计算，花掉了大量的金钱，而病情却不见任何好转。虽然小张也不太在意是否能够生育，而且还没有对象，但眼见得父母整日以泪相伴，也只好满足他们的愿望，不辞辛劳地坚持求治，并希望来到协和医院做最后的努力。

（2）治疗还是等待，是一个问题：仔细检查患者的生殖器发育情况并全面阅读了以往的求治资料，发现患者的病情并不是其想象的那么差，医学手段还不是完全无能为力，只是以往治疗的针对性较差，没有采用有效的治疗手段，患者可以选择积极求治措施。

问题是：立即启动治疗的时机是否妥当。

通常来说，只有对结婚 1 年以上、有固定伴侣且规律的不避孕性生活，妻子不能妊娠和生育的，认为可能遭遇生育困难，才可以诊断为不育症，需要接受医疗帮助。显然，给小张施治有悖医学原则。

理论上讲，只要有一个精子就有自然妊娠的概率。而小张这样的严重少弱精子症，婚后尽管仍然有自然妊娠的机会，其概率微乎其微，基本上都要遭遇生育困难，立即启动治疗程序也不为过。

但是，考虑到其婚后的夫妻生活问题，则情况截然不同。

（3）幸福生活比传宗接代更重要：小张还没有结婚，甚至还没有女朋友。立即开始强化治疗，必然要对其生活状态和精神心理造成一定影响，还可能影响其结婚和处女友的情绪。而哪一个女孩子愿意嫁给一个"病秧子"，还有可能婚后遭遇试管婴儿的折磨，甚至可能终生不育！孤注一掷地努力，疗效不确定，最终将丧失一生的幸福生活，也让生育更加艰难，可能形成"竹篮打水"的局面。

而暂时放弃生育想法，专心处对象，尽快结婚，共同度过婚后的一段美好生活，夫妻双方建立起紧密的亲情，然后再共同面对生育问题，则更加可取。到那时，即使是采用最强化的生育技术，也通常不会影响到小夫妻的感情和家庭稳定，而且现代的生育技术也还不是完全无能为力，至少可以通过试管婴儿技术实现生育目的。

人文关怀始终是医生必须给予患者的，出了医学检测结果外，任何医疗决策还都应该考虑到患者的切身感受及其长远影响，并加以综合分析。患者需要引导来转变观念，而其周围的亲人，尤其是父母，当然也应该接受新理念，并摒弃养儿防老和传宗接代的旧观念。在了解了病情对当事人的影响及全部意义后，小张的父母终于回心转意，为了那个虚无缥缈的传宗接代，让儿子吃那么多的苦，似乎有些得不偿失，毕竟孩子的终身幸福才是最重要的。

此外，如果处在类似境遇中的男性，对生育的渴求不那么强烈，甚至可以不要孩子，永远放弃生育要求，做健康快乐的"丁克"家族，那么生活状态将完全不被影响，没有任何烦恼。

130 对不育症治疗应该持一种什么样的态度

近年来，国内的许多城市都相继出现生殖中心、男科中心或男科医院，为不生育者诊治疾病的专业人员陆续到位，技术水平也在不断提高，使得多数患者可以得到比较满意的高水平服务，但层次参差不齐，其中也不乏鱼目混珠者。

许多没有孩子的夫妻，由于要求解决生育问题的心情迫切，许多时候处在头脑不清的混乱状态，往往求神问卦或盲目求医，有的人只看广告宣传，到处购买所谓的"灵丹妙药"。患者的这种心情是可以理解的，但是这种做法是不值得提倡的，最终的结果很可能是人财两空，还可能错过了最佳的治疗时机。希望这些急于做父母的人能够明智一点，主动到正规医院检查和治疗，以免为江湖游医和不法之徒所欺骗。

众所周知，只有针对病因的特异性治疗才能取得良好的效果。所以，在决定不育症治疗方案之前，应该先明确其不育是绝对不育（不治疗即不能生育），还是相对不育（生育力低下，还有生育的可能）；夫妻双方是否同时有不育因素存在。此外，还应该明确，在找不到原因的不育男人中，如果能治疗他们妻子引起不育的明确的特异性疾病，那将会更有效，而且可以避免采取经验性治疗。

值得注意的是，男性不育的影响因素众多，而每个具体患者的情况又存在很大的差异，且往往不宜察觉，因此除了少部分人可能存在有相对明显的病因外，多数患者并无明确病因。尽管多数患者难以查明病因，但并不等于没有办法了，仍然可以通过经验性地使用某些药物治疗来获得生育能力的提高。此时的医生往往会从增加精子数量和改善精子活力两个方面入手进行治疗，即对于没有明确疾病或异常的男人不生育可以采取经验性治疗。到目前为止，很多经验性治疗方法确实起了潜在的治疗作用，对男性不育症有一定的好处，但男性不育的治疗总体而言还是比较困难的，众多的选择经常让患者和医生都十分为难和困难。而一些医院给患者乱开药，甚至1次治疗需要花费数千甚至上万元，不管什么原因都用一种药，显然是缺乏科学依据的，也是对患者极端不负责任的。毕竟不育的病因众多，病情和对药物的治疗反应也明显不同。

许多不育夫妻在选择治疗措施时往往存在明显的误区，认为越是现代的新技术、越是价格昂贵的技术，治疗效果就越好。实际上，只有最适合于不育夫妇双方的科学选择才是合理的，而并不是最昂贵的治疗方法才是最好的。越是昂贵的复杂现代治疗技术，不仅造成治疗费用的迅速攀升，而且还可因对精子、卵子、胚胎的操作过多，使得后代出现异常的机会增加，而且其治疗成功率还往往低于常规的治疗方法。

不育症一般不是一种致命性疾病，因此在选择经验性治疗方法时，应该尽量避免选择毒性强或有严重副作用的药物。所以，首先尝试简单、方便、经济、无创或微创的方法进行治疗，是明智的选择，这也是当今选择所有疾病治疗方法的共同趋势。尽可能采用生活习惯的调整、药物或手术等方法治疗来等待自然妊娠的机会。只有那些久经多种尝试失败，或经过检查认为目前确实没有有效的办法治疗后，才考虑选择进一步的治疗措施，如人工授精、体外受精（试管婴儿）或显微授精等，并同样遵循由简至繁的原则。

在接受诊断和治疗时还要有耐心，因为不生育的原因十分复杂、治疗过程也不是一蹴而就，所以要积极配合医生的治疗方案，并定期对治疗结果进行验证（定期复查），男性可以根据精液质量的改变而不断地调整治疗药物的种类和剂量，女性则根据月经、输卵管和排卵情况的改变来观察疗效，这样才能获得最大的治疗效果。此外，治疗不育症的长期性还在于，女性每个月只排出一个卵子，因而每一个月中只有一天的机会验证男人和女人的生育"能力"，由于许多因素可以干扰这个"验证日"的顺利进行，患者的治疗效果常不能得到"迅速"验证，许多人因此可能将治疗时间不断地拖延下去，连续拖延几年的现象也是非常普遍的，而实际上男人的精子和女人的卵子可能早已具备了妊娠的能力。

患了不育症，夫妇双方不要互相指责和推诿责任，实际上即使一方存在明显影响生育的因素，也不表明对方是完全正常的，往往不生育双方的生育能力都比较低下。况且，互相责怪于事无补，还可以增加患病一方的心理压力，不利于疾病的康复和生育能力的恢复。所以，不育夫妇一定要保持良好的精神心理状态。已经有明确的证据表明：精神心理紧张焦虑同样可以造成男人和（或）女人的不生育。

对于那些经过反复的检查和治疗，最终认为确实没有治疗价值或者没有继续治疗价值的患者，如卵巢功能衰竭、无子宫、先天性双侧输精管缺如、小睾丸症、明确具有影响生育能力的染色体异常（部分染色体异常的患者也可能有生育能力，需要专家帮忙分析）等，一定要冷静地分析病情，勇敢地面对现实，可以根据夫妇双方的具体病情，选择供卵、代孕、非丈夫精液人工授精或领养子女等其他办法解决生育问题。有了孩子后，精神心理负担解决了，可能更加有利于配合医生的治疗方案，并且可以在一个比较长的时间内等待科学技术的新发展和新技术的出现。回避或否认现实的态度是不可取的，这可以让患者在精神和身体上遭受更大的伤害，并将白白地浪费时间和金钱，最终仍然只能获得"竹篮打水"、"人财两空"的悲惨结果，还有可能因此而影响到夫妻间的感情。

131 | 把握治疗时机，遭遇生育困难的男人要知晓

一旦患了疾病，绝大多数患者都关心诊断的准确性和治疗的有效性，却对治疗时机疏于考虑，最终没有能够让他们获得应有的理想结果。

一个25岁的男性，在进行婚前例行检查时，意外地发现精液内居然没有精子，尽管睾丸发育很好，生殖激素结果也不错，遗传检查未见到异常，但是无精子的残酷现实还是给两个家庭（男方及女友）带来了巨大的震动，对于双方家人来说，都如同晴天霹雳一般。

在随后的求医之路中，患者找过许多男科专家，但是获得的治疗方案都不尽相同，且很难抉择。第一位是西医大夫建议采用药物治疗，治疗方案是打针（HCG、HMG）；第二位是中医专家，建议处方中药进行肾虚的调理；第三位是西医大夫建议进行手术探查，必要时考虑进行附睾输精管显微吻合来解决可能存在的梗阻问题；第四位是西医大夫检查了一下，居然没有发现输精管，诊断为先天性双侧输精管缺如（CBAVD），建议附睾穿刺；第五位是西医大夫建议睾丸显微取精+冻精，保存生育种子（精子）。最后，来到我诊室的是计划结婚的两个准新人，希望要个说法，哪一个方案更加可取。

双方的痛苦和挫败感不言而喻，我还注意到了女友对男人的极大失望和明显的不耐烦。在全面分析了病情后，病情基本明确了，患者是因为生殖道发育问题而导致的无精子，即梗阻性无精子症，睾丸的发育没有任何问题，睾丸内存在好精子是大概率事件。我最终给出的治疗决定居然是：等待，暂时不要采取任何措施。这让他们十分不解和失望。但是在听到我的全面解释后，他们释然了。

实际上，前面5个专家的治疗建议都是建立在对病情了解的基础上的，都有一定的道理，但是无论采用任何治疗方法，都难以让患者获得理想结果。具体的理由在于：

首先，家庭和谐稳定是第一位的。结婚是为了寻找一位与自己相伴终生的伴侣，尽管生育是其中的一个重要方面，但绝对不是最重要的。设想一下，未婚就遭遇了生育问题，在现实社会中结婚还会顺理成章地发生吗？女友还会心甘情愿地走进婚姻的圣殿吗？有多少女人愿意结婚后可能要通过医学助孕方式来妊娠，还可能不是自己爱人的后代，甚至还可能做不成母亲，这对任何一个未婚女人来说都是严重问题，都将让她们重新考虑婚姻的必要性，这其中绝大多数的女人会动摇，甚至放弃婚姻。一旦女友跑掉了，热火朝天的（吃药、打针甚至手术）治疗就失去了意义，且必然会吓跑后续的继任者，再找对象更加困难，甚至根本就不可能有女人愿意嫁给明确知道有生育困难的男人，更何况还会有漫无边际的猜测和流言，很可能将男人打入万劫不复的境地。

此外，治疗生育需要一定的条件，尤其是国家对选择辅助生殖技术（ART）的管理更加明确，至少要求婚后一年以上（这是法律规定的诊断不育症的最低年限）的不育患者才可以接受 ART。如果立即展开对男人的治疗，后果还难以确定，一旦非常艰难地治疗成功（精液里出现精子），或者直接取精拿到了十分珍贵的精子，对于未婚或未到不育诊断年限者，也不会有医疗机构肯为其完成后续的 ART，白白地浪费治疗成果，情何以堪。

科学合理的做法是首先与女友坦诚商议，在生育和婚姻之间，两个人的感情基础是否会胜出，是否还要结婚，是否愿意通过 ART 技术在婚后实现生育目的。一旦征得女友的理解和支持，这个男人将是非常幸运的，他的婚姻获得的是非常珍贵的贤良女人，是一个肯与他生死与共的终身伴侣。然后，在结婚一年后，通过 ART 技术实现生育后代的愿望。女友提出分手时，也不应该从道德和人性上去对其苛责，此时的男人要振作起来，重新寻找志同道合的女友。值得庆幸的是，科学的进步，让绝大多数严重的男性不育患者都有希望获得自己的后代。前面提到的患者是梗阻因素导致的无精子症，获得精子应该是很容易的事情，婚后通过 ART 生育也不是什么难事，关键要看其女友是否愿意与其共患难了。

总之，医疗决策不仅出于医学考虑，对治疗时机的选择非常重要，要顾及治疗时机对患者后续生活和家庭的影响。针对每一种疾病、家庭和个体来说，治疗时机的选择会有千差万别的考虑，是每一个医生和患者要经常要面对的，也许是一个永远也没有完美答案的考题，期望每次都能有一个尽可能完美的时机把握。

132 | 一直避孕的"不育症"

刚刚走进特需门诊楼的诊室，就发现一对年轻夫妇早已经安静地坐在那里耐心地等待了，双眼充满了期待和无奈。显然，他们应该是挂了第一号，也一定是经历了大半夜的排队挂号。我知道，患者的问题一定不简单，而且来到协和的患者绝大多数都是比较疑难和棘手的。

简单询问病史后，他们带给我的问题还真的比较独特，也耐人寻味，门诊工作中时常遇到，让人很痛心，顽固观念却又强烈地控制着患者的思维和行为方式。

原来，这是一对恩爱夫妻，结婚3年，避孕2年，在1年前开始筹划生育后代问题。出于优生优育考虑，妻子建议夫妻双方在全面检查后再生孩子，丈夫也觉得十分有道理，所以避孕措施一直不敢松懈。很快，检查有了结果，妻子没有任何问题，而丈夫的精液质量差一些，精子活动力没有完全达到正常标准。毫无疑问，为了家庭的幸福和后代的健康，夫妻都一致选择了继续避孕，并决定男方接受专业治疗，期望等到精液质量完全达标后再生育后代。随后便开始了艰难而漫长的求治之路，折腾快一年了，各种检查和药物治疗都几乎尝试遍了，精液质量仍然还是差了那么一点点。万般无奈之下，才来到协和医院求治，也算是他们的最后一搏。

明白了这对儿夫妻是因为精子活力差一点（弱精子症）而不敢要孩子，却还在一直坚持避孕，这让我陷入了沉思。看来，患者对生育常识存在的许多偏见确实不容忽视。

（1）别轻易给自己冠名"不育症"：首先让我们看看什么是男性不育症。一般认为，未采取避孕措施的育龄夫妇，若婚后同居1年以上，进行有规律的性生活而未能生育，就应考虑不育症的可能，其中病因在男方的叫做男性不育。此概念的基本含义包括不避孕、同居、有规律性交、时间界定为1年的生育努力。可以说，按照不育症的定义，这对夫妻还够不上不育症的诊断，尤其是他们完全没有进行尝试生育的努力（一直在避孕），就直接进入了不育症治疗周期，是比较过分的。

将生育能力尝试时间，或不育症诊断定义时间确定为 1 年是有深刻道理的。实际上，即使是生育能力完全健康的年轻夫妻，也不是都在婚后的第 1 个月妊娠的。研究发现，未采取避孕措施的育龄夫妇，每个月经周期平均有 25% 的机会妊娠，50% 在婚后 3 个月内应当妊娠，72% 在婚后 6 个月内应当妊娠，80%~85% 在婚后 12 个月内应当妊娠，而不育症仅仅可能影响到约 10% 的育龄夫妇。

（2）先给自己一点机会尝试妊娠：前面的理由分析已经很充分了，这对夫妻显然是很纠结，其做法也很欠妥，甚至是过分的。对于新婚或刚刚解除避孕措施的夫妻来说，总是要先尝试看看自己是真的不能妊娠，还是存在其他的生育困难，如妊娠流产、胎儿发育异常等，然后才好采取针对性的措施进行调治，而其中的绝大多数（80%以上）夫妻经历 1 年时间的共同生活都生育了健康宝宝。

（3）别误读化验单：最让这对夫妻焦虑的问题还在于男人的精液化验单。

实际上，我们现实所做的精液分析只是对精液质量的表观描述，并不能很好地反映精子的功能状态和男人的生育功能，而我们给出的正常参考值也是人为设定的，并不是达不到合格标准就一定不育。以我从医 23 年的极端案例看，我的一个无精子症患者，经过半年的强化治疗后，精液内仅出现数个精子（显微镜下仅发现 2 个精子/HP），而妻子就妊娠了。当然，这是比较特殊的案例，就如同购买奖券中了大奖一样，但谁敢否认一张 2 元钱的奖券就没有中500 万大奖的机会呢。而本文求医者的精液质量远非百万分之一的机会。从来自我国多家人类精子库的研究报告也发现，那些已经有了后代的男人们，其中半数以上的精液检测不合格，即没有达到目前医学标准给定的正常范围。显然这种单纯依靠精液分析结果来一刀切地推断生育能力和后代健康的做法存在严重偏差，这种观念必须加以调整。

其实，每种疾病的诊断都不是一件简单的事情，医生需要根据病史、临床表现、体格检查、化验检查及辅助诊断技术进行综合判断，即使这样，还会存在难以决断的情况，甚至集体会诊也难以给出一致性结论。所以，医院医生给出的各种检查报告单，不应该简单地根据其表面结果做出"病"与"非病"的判断，一张普通的化验单经常对患者，也包括公众进行有意或无意地"误导"。如何防止他们对一些检验指标的病态关注，从而减少不利于疾病康复或把健康看作疾病的各种不利因素，始终是医生关注的热点，公众也应该有所了解。

（4）顾虑后代的健康没有必要：年轻夫妻还会因为精液质量稍微差一些而担心后代的健康。

精子的遗传物质在头部，而精子的运动能力决定于精子尾部的摆动，所以精子活力低下与遗传异常没有直接关系，可以不必担心对后代的危害。畸形精子的受精能力也几乎丧失，没有受孕能力。况且，活力差及畸形精子也难以经过"千里跋涉"跑到输卵管壶腹部位让卵子受精。所以，经过自然竞争实现受孕的种子，基本上都是优良品种，不必太紧张。

此外，胎儿畸形与精子畸形不是一回事。胎儿畸形主要发生在器官发生期，即女性妊娠的早期（头3个月内）阶段。如果在此期间孕妇感染病原体、发热、服用有危害性的药物（抗生素、激素、神经类等具有生殖毒性药物）、接触到环境危险因素（酗酒、农药、射线）等，将直接危害到胎儿器官分化的进程，导致胎儿畸形或发育迟滞。由此看来，胎儿畸形与精子畸形没有必然关联。

后代的健康除了决定于遗传物质外，最重要的还在于女方体内的十月怀胎过程。所以，即使是完全健康的夫妻生育后代，也都难以保障后代的绝对安全，都需要加强孕期保健和胚胎发育监测，这也将成为生育健康后代的重要保障。此外，还可以通过产前诊断对后代发育与健康进行全面筛查与掌控，一旦发现异常问题，可以尽早治疗或针对性处理，必要时还可以终止妊娠来做到优生优育。

（5）迷途知返者的前景可期：讲明白了全部道理，这对夫妻心情放松了许多，答应先回家解除避孕措施，努力尝试半年看看结果。在解除避孕后的第3个月，妻子的月经没有如期而至，化验尿证实妊娠，并经足月妊娠，产下一个健康男婴，全家皆大欢喜。

133 选择子女性别真的有必要吗

人类自己来自觉地选择子女的性别已经不存在理论和技术上的困难，而且这也是非常具有发展潜能的事情，但是利用这种科学成就以及广泛推广性别选择的实践已经证明了是弊多利少，我们已经为此付出了很大的代价。性别选择与当地的文化背景有关。对于存在严重性别偏爱的国家或地区，进行这种性别选择是有害的，应该坚决禁止，这不仅因为性别选择可以浪费大量的医疗资源，还在于它可以引起性别比例的严重失调，给人类的健康发展带来隐患。但是总有一些人不甘心接受自然的选择，苦苦地哀求医生给予帮助。但是要知道，在医生帮助你的时候，他（她）已经触犯了我国的生育法，并即将受到法律的制裁。所以，千万不要为难医生，不要让医生为了你的心愿而砸了"饭碗"，尤其当医生是你的亲人和朋友的时候。

中国的大部分家庭在第一胎都希望生育一个男孩；在我国的农村还存在着养儿防老的观念，况且农村的繁重农活也需要男性劳力，这就进一步加重了"重男轻女"的性别选择。在我国的一些地区，尤其是偏远落后的地区已经出现了两性比例的严重失调，许多女婴被遗弃，或者在她们还没有见到这个世界前，就已经被"选择性地"淘汰了。如果这种现象持续下去，将严重地破坏了性别比例的自然平衡，并导致社会的巨大变化，也必将受到自然的惩罚。没有谁能够说清楚：社会究竟能够在多大的程度上来"容忍"人类对两性比例关系的破坏。

退一步来讲，实现这种选择，即使在出生时不会引起两性关系的急剧改变，但可以预测，我们现在所偏爱的性别，在若干年后将会面对尴尬的局面，有许多人难以得到配偶，而不得不孤身终老。与其费尽心机地致力于生男生女，还不如为了迎接宝宝，给孩子提供一个良好的生存和发展空间而多做一些事情。

实际上，造成这种性别偏好的原因是多方面的，不仅仅在于人们的自然喜好问题，还有深刻的社会背景。如农村的家庭需要劳力，农民的养老要靠儿子，这些都需要有男人来承担，没有男性后代对于农民的影响是可想而知的。只有从根本上彻底地改变这些问题，才能真正地铲除性别偏好的土壤。

尽管现代社会已经完全有能力对我们子女的性别进行选择，来实现许许多多做父母的心愿，但是在选择孩子性别的问题上，已经不仅仅是一个生物学或简单的医学问题了，还因此而连带出来了许多非常严肃的社会问题、经济问题和道德问题；同样，这也不仅仅是涉及个别家庭的小问题，而是与全社会和整个人类健康发展密切相关的大问题。一些科学发现的命运可能最终会被我们自己利用来危害人类的健康发展，性别选择可能就属于这类发现，破坏生态平衡孕育着危险的后果。对于子女性别的盲目干预，可能造成男女性别比率的改变，因而可能影响到社会的稳定和健康发展，其严重后果是难以估计的。

134 孩子的性别是如何形成的

人的遗传特性的载体是基因，基因存在于染色体中，而染色体在人体的每一个细胞中都是双数，共计 46 条，它们成对（23 对）排列，每对染色体的外观完全相同，只有被称之为性染色体的一对例外，在男子身体与女子身体上是有根本差别的。性染色体除了决定人的性别外，还控制着与性别有关系的性状，即第二性征。女性的两个性染色体（X）是一样的，而男性的两条性染色体中的一条与女性的相同（X），而另外一条是男性所特有的（Y）。

每个女性的所有性细胞（卵子）的染色体都是一样的，而男性的性细胞（精子）是不同的，其中的一半带有男性特有的性染色体（Y），而另外一半带有与女性相同的性染色体（X）。

男性与女性进行性交，精子与卵子有机会接触，一旦精子与卵子结合（受精）后，形成的受精卵，就分别继承了父亲和母亲的遗传物质（各取一半的染色体）。如果与女性卵子结合的精子携带的是 X 染色体精子，孩子的性别就是女孩；如果与女性卵子结合的精子携带的是 Y 染色体精子，孩子的性别就是男孩。所以，孩子的性别在受精卵时期就已经确定了，是由于男人的精子特性所决定的。

尽管卵子在"选择和拒绝"接受某个精子受精的过程中仍然具有重要作用，但将出生婴儿的性别问题完全归因于妻子的观点已经陈旧了，当出生婴儿的性别不能够满足父亲的愿望时，做丈夫的不应该抱怨妻子，因为这毕竟是你的精子决定了你孩子的性别，是一种由男女双方共同决定的随机性事件。

135 | 在什么情况下可以进行性别选择

在极其特殊的情况下，进行性别选择是必要的，计划后代的性别在诸多方面可以起到良好的作用，这主要是出于医学的考虑，或者出于维系家庭的迫切需要。

（1）为了社会的健康发展：男女比例在改善人口素质方面有着重要的作用。组成社会人口的健康和性别比例的适当在保证社会经济发展和促进社会进步方面具有重要的作用。例如，成年男女有足够的婚配机会，不至于因为某种性别比例的明显改变而造成婚配的困难。

解决现代人口性别比例问题的根本方法取决于人们的自觉行为，在任何情况下的人们都有权利知道社会人口的性别比例问题。因此，人口学有关性别比例方面的研究结果应该让全社会都知道，并深入人心，这是非常必要的，这可以使得人们自觉地认识到自己行为对社会的影响。

（2）为了父母的生活幸福：对于某些只生育女孩的家庭，或者特别偏爱男孩的家庭，理论上讲医生应该帮助生育一个他们十分渴望的男孩。在现今社会对男孩有明显偏爱的时候，性别选择只能造成性别比例的严重失调，这是我们都不愿意看到的。利用现代的科学技术人为地选择子女的性别，尽管可以满足个别家庭的"迫切"需要，但对于整个社会的不良后果是难以预料的。目前，对于那些没有明显性别偏爱的国家与地区，已经有学者建议可以允许进行这种性别选择。

（3）为了子女的身体健康：生育子女在改善人口素质方面有着重要的作用。几乎所有的夫妻都不仅仅希望单纯按照自己的意愿生育孩子，生育健康的孩子才是最重要的。后代的健康成长远比满足个人对后代性别的需求更重要，这是决定子女生活美满和社会进步的大事情。使得具有某种遗传疾病或其他影响后代健康疾病的父母，在选择后代性别的问题上，能够多听专家的忠告，给后代和社会一个满意的交代。

许多严重的遗传性疾病只会传给某一个性别的后代，且往往更爱偏爱多数人喜欢的男性后代，如缺乏凝血因子Ⅷ的血友病就是仅发生于男性后代的严重危害患者生命的疾病。其他一些疾病，如红绿色盲也是男性发病，对于这样的家庭，建议生育女孩是合乎情理的。通过选择后代的性别来消除这种遗传性疾病，将给孩子、孩子的父母以及孩子将来的后代都带来巨大的好处，这也是医学科学带给我们的巨大益处。

实际上，后代的身体健康，也就是父母幸福生活的根源，而这又是社会健康发展的重要基础，这三者的关系是密切相关的。让出生时的两性比例关系维持自然状态，并与自然环境和社会环境保持和谐，这是人类的明智选择，也应该成为全社会的自觉行为。

136 有哪些技术可以确定胚胎的性别

除了看面相、号脉、看腹型等经验判断标准外，现代科学技术有许多办法可以准确确定胚胎的性别。性别选择技术迅速发展，由传统的 B 超检查发展到多种途径与方法，极大地提高了诊断的准确性，并明显地提早了诊断时间，甚至可以在着床前对配子或胚胎进行筛查，这也是试管婴儿技术的发展所带来的诊断技术的改进。可以选择的技术主要包括：①通过对精子的过滤处理或流式细胞（FCM）技术来分离 X、Y 精子；②通过试管婴儿技术进行着床前遗传学诊断（PGD）；③通过对母亲外周血细胞成分分析。

（1）通过对精子的过滤处理或流式细胞（FCM）分离技术来分离 X、Y 精子。众所周知，性别决定于精子的染色体类型（携带 X 染色体，或是携带 Y 染色体），为了事先决定婴儿的性别，必须对精子进行分类、识别和分离。然而在实践中要做到这样还不是一件轻而易举的事情。这两种类型精子的外形是难以通过显微镜观察到的，但是可以通过彼此之间的细微差别，如重量（X 染色体的精子略重于 Y 染色体精子）、大小、DNA 含量等的不同（Y 染色体精子所含的基因物质比 X 染色体精子少 2.8%），通过某些方法而获得分离。但是要区分几亿个精子，还是一件相当辛苦的任务。现代科学技术可以采用简单快速的技术，在短时间内完成这种分离任务，如白蛋白柱过滤或流式细胞技术，可以把制造男孩和女孩的 X、Y 精子隔离开来，然后对获得的某种类型的精子进行特殊处理后，进行人工授精或试管婴儿技术而生育理想性别的后代。

这种做法选择性别的成功率还不是百分之百的，它只能提高性别选择的概率，况且过多的对精子的处理可能会损失许多精子，也会影响到精子的受精能力，因而成功妊娠的机会将有一定程度的下降。

（2）通过试管婴儿技术进行胚胎着床前遗传学诊断（PGD）。受精卵形成后的性别就已经确定了，可以在体外对早期胚胎（2~8细胞阶段）检查其性别，然后再将需要的性别的胚胎送回到母体的子宫内进行"安家"，可以获得理想的后代性别。

（3）通过对母亲外周血细胞成分分析。在接近4个月胚胎的发育阶段，必然要有许多胚胎细胞脱落或者胚胎的代谢产物的分泌，它们均可以进入到母体的血液循环内，其中有许多成分可以是性别所特有的，通过检查可以发现。如果在母体的血液内发现男性所具有的特异性代谢产物，或者发现细胞内有Y染色体存在，就可以判定孩子为男性；但是如果检查未能发现男性相关的证据，也不能轻易地下女性的结论，毕竟该方法的准确性也是有限的。

（4）对胚胎的绒毛组织进行取材、培养、染色体核型分析（检查性染色体），可以在妊娠后7~9周完成，且不侵犯羊膜腔，因此对胚胎无明显影响，更容易为孕妇所接受。但是成功率也不是100%的，且可能诱发早期流产。

（5）通过羊水穿刺获得的细胞成分分析。在妊娠的中晚期，可以通过对孕妇的羊膜进行穿刺，获得羊水内的细胞成分，进行胚胎性别的鉴定。但是，由于羊膜穿刺有诱发流产和感染的可能，况且其诊断的时间也不如对母体外周血液成分分析早，所以目前已经很少采用。

只有现代的科学技术才让我们明确了性别的最终决定因素和准确判断方法。人类在对性别调节的基础和临床研究中已经取得了辉煌的成就，我们完全有能力选择自己孩子的性别。现代的性别选择技术迅速发展，已经由传统的B超检查发展到多种途径与方法，极大地提高了诊断的准确性，并明显地提早了诊断时间，甚至可以在胚胎着床前对配子或胚胎进行筛查。

137 选择后代性别的办法争鸣

人们为了争取自由选择配偶的权利已经奋斗了几千年了，并取得了可喜的成绩。那么，无论男人还是女人，也应该有权利选择自己孩子的性别，而且这种选择已经不存在技术问题了。自古以来，人们就对预测胎儿的性别非常感兴趣。

生男？还是生女？对于年轻父母来说具有某种神秘莫测和机缘巧合的色彩，并对人们具有极大的诱惑力，许多人表现出了极大的热情和惊喜。人们希望知道为什么有的家庭生男孩，有的家庭生女孩，是什么样的奥秘在里面，以及怎样才能够预先安排好自己后代的性别。

（1）有人认为，受孕时的月相和星座的位置可以影响到性别的形成；男人在家庭中的地位也起很大作用，处于首位的男子往往会生育男孩；父亲的年龄和健康状态决定孩子的性别；父母的饮食结果可以影响到后代的性别，等。早期朴素的看法尽管很幼稚，也缺乏科学依据，但仍然反映了人们的努力与探索。

（2）许多学者认为饮食调整可能有益于选择孩子的性别，而且这种饮食调整应该在受孕前的一段时间内进行。有报道认为，计划生育男孩的妇女应该多吃刺激性强的和含盐多的食品；计划生育女孩的妇女则应该多食富含钙镁的奶制品。有人提出，生男生女是由妇女在受孕前和妊娠后的几个月中的复杂饮食结果所决定的，计划生育男孩的妇女应该多食用鱼、肉、蛋，而回避糖和淀粉等含碳物质。民间也有"酸男辣女"的说法。但是，时间证明，饮食调整来选定婴儿性别"胜算"并不多。

（3）近代的学者有人认为，性别是精卵中的遗传程序所决定的，但是遗传规律的发挥是在一定的环境中实现的，特殊的饮食能够在某种程度上改变母体的内部环境，使其有利于形成所期望的性别的染色体组合，因而可以提高预期性别的概率。如果掌握了肉、蛋、乳、蔬菜、水果等的饮食调节来改变后代的性别的技术，那将是一件最让人称心如意的事情了，但采用这类方法让父母来按照医院预定孩子的性别还有非常遥远的距离。

（4）许多人都坚信，受精的环境可能对孩子的性别起到明显的选择作用。近代的研究观察也发现，后代的性别并不完全靠受精的那一刹那间的机遇所决定，还受到许多复杂因素的影响。人们进行了许多的尝试，其中比较有名的研究是改变女性阴道内酸碱度，来希望使得某种染色体精子（X精子或Y精子）能够有更多的成功占据卵子的"优先权"，而让另外的精子处于衰弱或无能的状态。这种做法一直在民间沿用，其条件和方法种类繁多，并不断改变，其中的某些方法还为现代医学所采用，来提高精子在女性阴道内的存活时间和活动能力，如用弱碱性的液体预先冲洗阴道，可以提高精子的活动能力。

一些环境中的物质，如化学制剂、肥料、杀虫剂等具有雌激素样效应，因此削弱了男人的许多特性，包括生育男婴的能力。已经验证了它们对男性生殖功能的各种损害作用，表现为精子数量和质量低下、不育症发生率增加，而出生男女性别比率的下降也与其有一定的关系。因此有人认为，造成男人生殖健康变化的可能原因是与发育过程中外源性的雌激素接触的结果。

对这种现象的合理解释可能还得从X精子和Y精子的特性中找原因。X精子染色体稍微多了一点，使得它略显"臃肿"，但这在显微镜下是难以觉察到的，尽管仅是这么一点差别，却造成了它的独特之处：行动迟缓、耐酸、生命力和寿命均较强。而Y精子刚好相反。在受孕的过程中，Y精子往往迅速抢占有利位置，但是它的耐力要差；而X精子可以凭借自己的耐力和毅力而与Y精子抗争，争取自己获得"中标"的机会。因此，来自环境和女性生殖道（阴道酸碱度、宫颈黏液等）的不利或有害因素可能在一定程度上决定生男生女，强烈一些的有害或不利因素可能更多地伤害了Y精子而有利于X精子，因此有利于生育女孩。

（5）卵子对X精子和Y精子的自主选择。有人研究发现，卵子细胞内的某些金属离子的含量和比例可以决定卵子是否容易主动"接受"或"拒绝"某种精子。

（6）特殊的气象条件和环境微量元素的作用也可以影响出生婴儿的性别。有人观察到，常年潮湿多雾的天气容易出生女婴，而干旱天气出生的男婴较多。我国的部分地区水质中含有较高的金属镉，具有较强的生殖毒性，可能会损害带有Y染色体的雄性配子的受精能力，或者干脆杀死带有Y染色体的雄性配子，而有助于带有X染色体的雄性配子生存，因而可以出现出生女婴增加的趋势，甚至在我国的个别地区出现了"女儿村"的奇特景观。

（7）性交与排卵的"时间差"。这是由于 Y 精子强健而耐力差，而 X 精子软弱但耐力和毅力强所决定的。如果在性生活前已经排卵，卵子在输卵管内等待精子的到来，强健的 Y 精子总是会"捷足先登"，首摘桂冠；如果性生活与排卵同时发生，卵子与精子两者进行相向运动，结果也是同上的；如果在排卵前进行性生活，X 精子和 Y 精子都在输卵管里等待卵子，"脾气急躁"的 Y 精子逐渐"失去耐心"，它的优势慢慢地消失，最后甚至夭折，而此时的 X 精子仍然在坚持，生育女孩也就在情理之中了。这也是目前对生男生女的最具有科学性的合理解释。

（8）有人观察到不同月份出生的孩子性别存在差异，美国的一份调查显示，女婴多出生在 2 月和 10 月，而男婴多出生在 1 月、5 月和 7 月，而且几乎每年的结果都相近，可能与当地的气温变化有关。其他一些国家的出生婴儿性别也与季节有一定关系。

内因是变化的根据，外因是变化的条件。决定生男生女的最根本因素还在于卵子对精子的"接纳"和精子自身对"夺冠"的不懈努力，而外界条件可能在不同程度上影响这种"接纳"和"夺冠"。实际上，上述的各种因素可能在决定生男生女过程中都起着不同的作用，最后决定生育结果的主要是看哪一种因素作用更强和更持久。

138 让人又爱又恨的亲子鉴定

亲子鉴定带给了一些家庭快乐，让一些游子认祖归宗，但也给另外一些家庭带来了烦恼，甚至是毁灭性的打击，道理不言而喻。在我的职业生涯中也频繁遭遇到亲子鉴定的问题，不仅困扰了患者，偶尔也会让我进退两难，并陷入纠结和思考中。

（1）期盼中的妊娠带来大困扰：一个病情非常严重的患者，经过我的一段时间强化治疗，在治疗期间妻子妊娠了，本应该是个皆大欢喜的事情，然而患者的网络咨询信却让医生、患者及患者的配偶都陷入了十分为难和尴尬的境地。

患者在网络咨询信中写道："我是在您那里查出的无精子症患者，睾丸发育正常，染色体正常，Y 染色体微缺失检测也未发现异常，精液脱落细胞学分析里面有许多不成熟的生殖细胞，甚至还有精子细胞，但是没有成熟精子。您给我开了 3 个月的药，共计 4 种，吃完药物后，由于工作忙，一直没时间去您那里复查，只是连续 2 次派人前往开药坚持治疗。幸运的是得知妻子妊娠了，应该是刚刚受孕怀上的，万分欣喜，以后也就没有再用药。可是 1 个月后去我家附近医院顺便检查精液的时候（其实我的心里也不踏实，也想弄个明白），结果只见到一个死精子。当时我的心情就别提有多难过了，就像沉入了万丈深渊。别人说这种情况根本是不可能妊娠的，当时我妻子和我也都不能接受。有没有可能是吃药期间有了精子，一断药就没有了呢？我妻子则信誓旦旦宣称自己的无辜，并坚持逼着我一旦孩子出生后就去做亲子鉴定，为自己的清白要证据。我心里一下子就没有了主意，主要是这样很影响家庭啊。能不能给我一个简单的回答就成，只要您告诉我孩子有没有可能是我的？我们是否必须做亲子鉴定？万分感谢。"

（2）理论上讲，各种可能都有：看到咨询的电子邮件后，我的心里充满了复杂与纠结的感觉，要知道有些话是很难把握分寸的。按照常理推断，这个咨询者妻子的妊娠可能包括如下 2 种情况：假妊娠、真妊娠。假孕当然没有什么值得奇怪的，只是生活中的一次小插曲而已，许多因素可以让女人的月经推迟。但是，如果是真妊娠，则必须认真对待。这种妊娠当然可能是丈夫的后代，也不能除外社会因素。而一旦是婚外因素妊娠，则这个家庭将面临严峻考验，医生的解释一旦欠考虑，将引起严重后果。

1）首先应该确定一下是否真的妊娠了：在回复咨询信时，我首先让他们确定一下，妻子是否是真的妊娠？有些女性可能有月经不规律或推迟等导致误诊。判断这种情况并不难，只要简单化验一下尿液就可以确定，B 超检查一下子宫就更加准确无误了。何况还可以什么都不做，只需等待一段时间查看是否会有腹部增大，也是判断是否妊娠的证据。

如果是真妊娠，将不得不面临后续诸多问题……

2）丈夫的杰作也有可能：理论上讲，生育后代只需要一个精子，只要有精子的患者都有可能自然妊娠，就如同我们购买体育彩票，即使是你只花费 2 元钱，也有中 500 万大奖的机会，只是机会大小的问题。对于无精子症患者应该格外注意，因为化验无精子，与真正无精子不完全是一回事，医学上可能存在一种是间歇性无精子症的，即一段时间精液内有精子，一段时间无精子；还有一种是隐匿性无精子症的，即常规化验精液无精子，但是将精液进行离心浓缩后，再次检查沉淀物，就可以发现精子。极个别的情况下，有的"无精子症"患者在排精后的尿液里也会出现少许精子。这也就是一些所谓的"无精子症"患者也能生育后代的原因。

当然，我的一个特别极端的患者也可以说明一点问题。他也是无精子症，强化治疗半年后妻子妊娠并停止药物治疗，在其妻子妊娠6个月的时候，丈夫化验精液仅见到2个精子。咨询者的精液内见到1个不活动的精子，当然有理由怀疑可能存在较多精子的机会，甚至在离心检查后应该有更多的精子，甚至是活动精子，尤其是在停止药物治疗时的1个月前的精液情况让人充满了遐想。

此外，男科学的学科发展起步较晚，对生育的认识还很不完善，的确还存在许多说不清道不明的现象。

3）患者仍然心里没底：回复的咨询信发出后不久，就再次接到了反馈信息。以下是我们之间经过几个回合的往返咨询信息。

患者："没想到您能这么快的回复我，都不知道该怎么感谢您了！这也让我和我妻子的心里得到了许多安慰！不管怎么说，我们还是决定等到孩子出生后去做亲子鉴定！能在您这里接受治疗是我的荣幸。"

医生："我明白，也能理解，你们夫妻仍然心里没底，做亲子鉴定也是无奈之举。但是抛开医患关系，单纯从朋友角度来讲，我还是不建议你们做亲子鉴定。毕竟从理论上讲，男人有生育自己后代的可能，而妻子又'信誓旦旦'且又不畏惧亲子鉴定，婚内生育的可能性极大。况且一旦最终选择了亲子鉴定，无论结果如何，都特别容易伤害彼此感情，你们一定要考虑好。也许对于其他家庭来说，妊娠很容易，甚至一次一次地去做人工流产，但是对于你们却非常不容易，你们既然决定要生下这个孩子，是明智的选择，我坚决支持你们。如果真的是我治疗好的，别忘记通知我一下，也许是个创举，或者至少是个奇迹。"

患者："那是一定的，李大夫，到时候还会给您送一面锦旗。"

医生："锦旗是小事情，就是为了较真而进行亲子鉴定，无论结果如何都是不愉快的，你们是否还要坚持？一定要慎重考虑。无论最终结果如何，夫妻间多理解和宽容都是最为宝贵和重要的，人生中生育后代只是阶段性的事情，不可能成为生活的全部，即使没有后代，也不至于就失去了整个人生，彼此和睦相处，体验人生的快乐和美满最重要。"

（3）企盼奇迹发生：这件事情已经慢慢地过去了一段时间，现在也还不太可能有任何结果，这对夫妻最终是否一定选择了亲子鉴定也难说，也许他们接受了我的建议而放弃亲子鉴定。无论如何，我都只能默默地为他们祈祷和祈福，期望他们能够一切顺利，圆满地诞生自己的宝宝。但是在我的心底里，我还是有所期待，期待出现奇迹！也期待万能的造物主能够赐给我力量和智慧让我创造奇迹，我更愿意为了这个家庭的和谐稳固而让患者发生奇迹。因为我清楚地知道，一旦奇迹没有发生，将意味着什么！

139 | "征卵启示" 引起的争论和思考

在对接受辅助生殖技术治疗的女方进行超促排卵时，卵子成熟时一次可获得多个卵泡，有时甚至可以获得 10~20 个及其以上的成熟卵泡，她本人做试管婴儿只要用 4~5 个就可以了，医生可以把多余的那些成熟卵子用液化氮冷冻保存起来。一方面，如果本次试管婴儿未成功，过 2 个月经周期后再做试管婴儿治疗使用；另一方面，也可以供给其他的妇女使用（供卵），也就是互通有无的"互助"行为。

不能排卵的原因是多种多样的，有一些是可以通过治疗而恢复的，如通过超促排卵药物。但是有一些情况是没有办法解决的，如卵巢功能衰竭、卵巢摘除、女性携带有病的基因，此时只有借助从"别人"那里获得卵子而成为母亲。从伦理观点看，只要卵子所有者同意，就不应该反对或限制这种"互通有无"的做法。当然，对于这种互助行为还是要在双方协商的情况下给予一定的营养和误工等形式的经济回报，并应该在严格的法律法规指导下进行，以避免做好事的初衷却给双方带来不必要的麻烦。

婚后不久，刘太太因为不生育接受检查，证明双侧卵巢功能衰竭而被诊断为不能够排卵。原以为今生与生育无缘，没想到现代的科学技术又可以实现她做妈妈的愿望。在医生朋友的介绍下，她和丈夫一起来到了一家生殖中心接受咨询和检查。检查结果证明了她的子宫发育良好，丈夫也没有任何问题，医生说可以考虑"借"卵子来解决生育问题。在生殖中心耐心等待很久，也没有遇到合适的卵子，这让刘太太特别紧张焦虑，不知道还能否会得到卵子？将来提供卵子的妇女是怎么样的？教育程度是否较高？是否很有修养？如果遇到一个俗不可耐、没有文化的人，自己的后代将会是多么差劲，还不如不要。

突然间，一个大胆的想法出现在刘太太的脑海里。与其等待上帝的安排，还不如自己做主，选择自己孩子的卵子来源。最初她只是托朋友联系，但是这样做的速度太慢，机会也相当少，一直也没有遇到满意的"候选人"。闲来散步到了一所大学，看到进进出出的学子们，不仅灵机一动，写了一则"重金征卵启示"贴在了告示牌上，并留下了联系电话。结果竟让刘太太意外地惊喜了一下，陆续有大学生、研究生和博士生电话联系并前来应征，有时一天可以见到五六个人，"竞争"还颇激烈，并最终选择到了自己理想的供卵人。

但是，刘太太的做法有些冒险和大胆，也因此引来了许多议论。

法律上是严格禁止卵子买卖的，只要供卵过程中存在商业倾向，就难以保证卵子的质量，提供卵子者可能会掩盖自己的健康状况，因此也不利于后代的健康和优生优育。供需双方面对面地进行交易，了解到对方的情况，使得保密性荡然无存，可能为将来出现亲子关系的纠纷留下隐患。此外，没有法律保护的卵子买卖，对于供需双方的权益都无法保护，并因此会带来伦理和法律等问题。

社会上广泛提倡义务捐献角膜、遗体、血液、骨髓等，为什么卵子的捐献不可以是义务性质的善举呢？捐献卵子应该是一种社会公益和人道主义行为，应该是无偿性质的，将卵子无偿提供给真正需要它的人。

目前的供卵者往往是女性不育患者的姐妹或者亲属，自愿捐献自己的卵子，而卵子的主要来源还是生殖中心进行试管婴儿超促排卵而有剩余卵子的妇女，需要预先征得当事人的同意，并签订协议书。但是，这些医疗机构能够提供的卵子实在是太有限了，远不能满足社会的需求。

因此，社会呼唤"卵子库"的建立，将卵子储存起来，就像男人的精子可以存放在"精子银行"或"精子库"里一样，在人们需要生育的时候，只要从"仓库"里取出就可以了。2001 年，在以色列成功地诞生了世界首例冷冻卵试管婴儿。但是，建立人类"卵子库"除了存在一些技术难题有待解决外，卵子的来源将是一个大问题，具体操作起来要比建立"精子库"困难许多。

此外，取卵操作尽管比较安全简便，但也不能保证是绝对无副作用的，还可能对生育产生一定的不良影响，因此一般仅限于已婚已育的成年女性作为供卵者。

140 代孕母亲（借腹生子）的风潮

女性通过促排卵，卵子可以成熟，也可以抽出来，用其丈夫的精液做体外受精，受精卵经过培养，成功发育成为胚胎，然后再将胚胎"送"入别的健康妇女的子宫里"安家落户"，发育成长为胎儿，直至生出来，其中的健康妇女叫做"代孕母亲"，这种现象叫做"借腹生子"。

"借腹生子"主要适用于部分女性，由于这部分妇女不能为生育的"种子"（受精卵或胚胎）提供良好的"土壤"（子宫内膜异常、子宫肌瘤等），或者根本没有"土壤"可以提供（子宫已经切除）者，但是她们仍然有基本健康的卵巢，可以产生卵泡，可以提供女性的生殖细胞。某些妇女还可能因为全身性疾病或异常而不能够承担起妊娠的重担而选择"代孕母亲"。当然，现代社会无奇不有，有些妇女不愿意亲自妊娠，还可能出于对形体完美和健康的考虑，或者由于其他的社会因素而选择进行这种"代孕"技术。

由于"代孕"技术的不断完善与成熟，在一些生殖中心已经成为常规技术，其适应证的选择也在逐渐放宽，悄然涌现出了一批专门替别人"妊娠"的青年娘子军，他们往往来自于乡村或偏远地带，或者是外地到城市来的打工妹，她们的身体都很强健，每1~2年替别人怀上一个孩子，全年就不必担心温饱问题了，平时的营养问题就更不必担心了，"交差"之后还会有丰厚的回报，并因此解决了就业问题，真是梦寐以求的好"差使"，甚至让许多已经没有条件胜任"代孕母亲"的妇女羡慕不已。这个特殊的打工族正在不断壮大，借腹生子逐渐成为高薪行业，大有成为一种职业妇女的趋势。

"代孕母亲"是一个十分特殊的新兴"行业"，存在许多问题有待解决，如何选择合适的女性进行代孕？代孕过程中出现流产、孩子畸形、发育异常该怎么办？代孕出生的孩子的社会地位如何？代孕母亲如果连续替别人生育孩子，是否违反了计划生育政策？等。由于众多的伦理、道德和法律问题，尤其是有许多的纠纷和欺诈现象出现，相应的法律法规也不够完善，"代孕母亲"还不是一个规范的项目，而且目前国内的监管部门还不允许开展相关工作。只有这些问题都能够得到圆满解决，才能够使"代孕"更好地服务于真正需要该技术的患者。

141 一个试管婴儿可以有几个父母

试管婴儿技术使传统的家庭概念受到了冲击，男人或女人不需要女人或男人组合成家庭就可以解决生育问题，并因此使一个试管婴儿可以有多个某种意义上的父亲和母亲，亲属之间的关系将出现混乱，孩子和家庭成员之间的关系难以确定。

以代孕母亲为例，代孕母亲的出现，可能人为地造成多母亲的家庭，如遗传学（提供卵子）母亲、生物学（孕育）母亲、社会学（抚养）母亲等。国外有母亲为女儿"代孕"而生下婴儿的报道，这个婴儿的家庭地位就更加混乱。

还有的婴儿的生育经历更加奇特。父亲是无精子症而由"名人精子库"选择的"高档"精子，母亲已经闭经无排卵，且不能够妊娠，故同时接受了"供卵"和"代孕"技术。此时生下的这个婴儿将有 2 个父亲和 3 个母亲，分别是：提供精子的遗传学父亲、养育孩子的社会学父亲、提供卵子的遗传学母亲、代孕的生物学（孕育）母亲和抚养孩子的社会学母亲。由于试管婴儿技术中又穿插了"供精"、"供卵"和"代孕"等项目，选择进行如此方式获得后代的往往是那些年龄偏大、身体偏差而又十分有钱的人，这使得种类繁多的试管婴儿技术让本已复杂的"人际关系"变得更加"混乱不堪"（图 36）。

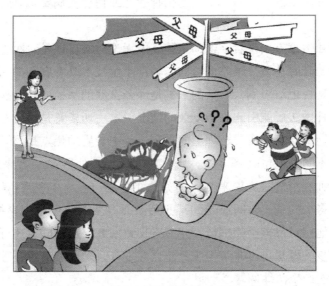

图36　一个试管婴儿可以有几个父母

142 | 辅助生殖技术带来的不全是益处

　　试管婴儿技术的推广应用带来了生物、遗传、伦理、法律等诸多问题。

　　传统观念把生育和婚姻之间的密切关系作为家庭的重要基础，辅助生殖技术使传统的家庭模式受到了冲击，一个孩子可以有多个父母（生物学母亲、社会学母亲、遗传学母亲、遗传学父亲、社会学父亲），出现家庭模式的多样性；代孕母亲的出现以及精子、卵子、胚胎等的捐赠、有偿提供和保存（建立精子库等）的顺利进行需要完善的医学规范和法律体系来保障。

　　从实践角度看，辅助生殖技术的全面运用确实不是一件简单的事情，这需要长时间的、相当复杂的医学准备过程，还需要对最佳的供精人、供卵人、代孕母亲等进行全面的遗传学分析和健康状况分析，调查亲属的健康状况，还要为孩子建立档案以避免其成年后可能出现的伦理和道德问题。所有这些都是为了避免孩子患上遗传病、传染病和以后生活的种种不愉快。但是对某些方面进行鉴别是十分困难的，如对一个人的精神状态或精神疾病鉴别有时是难以有肯定结果的。

从心理和生理方面来看，辅助生殖技术无论对父母还是对医生来说都是非常难以处理的有时甚至是很难面对的。辅助生殖技术既有有利的一面，也有不利的一面，是一把双刃剑。天平的一端是保障家庭的幸福而摆脱孤独；天平的另一端是这种做法可能引起许多复杂的情况。这一切毕竟是违反习俗的不寻常的事件，可能引起家庭成员心理上的混乱。其中矛盾的焦点是孩子对于夫妇双方来说处于不同的地位（图37）。从生理上说，"他"在一方来说是"自己的"孩子，而在另外一方说来则是"别人的"孩子。不育夫妇双方中的某一方可能会在将来的某一时间或受到某些刺激而改变其对医学生育技术的态度，进而影响到他们对待孩子的感情，并最终导致家庭灾难。同时还可能存在另外的隐患，在孩子得知自己非亲生或者非自然生育时，可能造成心理上的严重创伤，甚至可能产生法律问题。

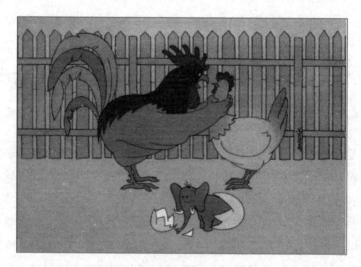

图37　"你说：这是谁干的？"

辅助生殖技术不是绝对安全的治疗方法。一些试管婴儿中心忽视了对男性不育全面分析和评价，尤其是遗传危险性方面，而直接进行试管婴儿（具有侵袭性、潜在危险性以及高费用）。这种跨越自然过程的受孕，理论上存在遗传危险性，而且男性不育可能是具有潜在的威胁生命疾病患者的唯一临床表现或首发表现，不容忽视。所以，胚胎着床前的遗传学诊断（PGD）显得十分重要，人们已经开始关注试管婴儿治疗出生婴儿的遗传异常问题。

"试管婴儿"状告精子银行，成为 ART 技术遗传安全性隐患的典型代表。13 岁的美国女孩布丽塔妮是母亲利用冷冻精子受孕生下的一名"试管婴儿"，然而她从出生就患上了一种遗传疾病，导致出现智力低下和精神损害等症状。布丽塔妮以"产品"质量有缺陷为由，将当年向母亲出售精子的精子银行告上法庭，并要求获得巨额赔偿。这也是美国历史上第 1 例"精子银行案"。

科学是一面双刃剑，在历史发展的进程中，并非所有的成就都能给人类带来益处和幸福，并非所有的科学发现和发明创造都可以推广到我们的日常生活中去，尤其是涉及创造我们自身的"造人工程"，辅助生殖技术带来的不全是惊喜。在将科学发现应用于实践时，人们始终会首先提出："是否存在负面影响"、"是否合适"等疑问。科学与伦理道德始终在彼此制约和彼此推动。但是，人类发展的历史充分证明，人类有能力来制约或约束自己的行为，将一切先进的东西运用到我们的生活中去，并不断矫正或规范其可能带给我们的不良后果。

143 善待试管婴儿

试管婴儿的出现，满足了众多不育夫妻为人父母的愿望，也勾起了许多人对试管婴儿治疗所出生孩子的"格外"关注。这种关注多数是善意的、关怀性质的，但也不乏好奇、歧视等态度，这对孩子的健康成长是极其不利的。现代科技让这些"本不该"出生的孩子们获得了"生"的机遇，但这些孩子的境遇却不那么让人"羡慕"。多数的父母选择了回避孩子的"来源"问题，坚决否认孩子是试管婴儿，不愿意接受有关部门的随访和追踪观察，也拒绝新闻媒体任何方式的采访和报道。公开了孩子"试管"身份中的个别家庭因此而面对了不同程度的尴尬，背后到处有指指点点的充满好奇的"介绍"和窃窃私语的"议论"，让孩子和孩子的父母都十分痛苦，个别家庭甚至不惜以放弃理想工作和频繁搬家为代价来换取"耳边"的清净。

让少数对"试管"孩子的真正来历一知半解的人了解试管婴儿是需要时间和过程的，要实现由不认识、不理解和不接受，到认识、理解和接受的转变过程，需要对科学知识的普及和老百姓认识水平的提高，只有消除大众的好奇心和一知半解的认识，才能彻底消除歧视，才会真正拥有能让试管婴儿健康成长的社会土壤。

试管婴儿出生的孩子与我们普通人一样，都是继承了人类的全部遗传基因，也具有思想、情感和做人的一切要求，与我们并没有任何区别。唯一不同的就是试管婴儿在生命的历程中比常人经历了更多的"曲折和磨难"。所以，对于试管婴儿要给予更充分的关爱。

许多父母对孩子"试管"来历的回避和隐瞒态度是无可厚非的不得已之举，但有勇气面对背后的指指点点则更可取。试管婴儿父母应该成为这项技术的宣传员，首先勇敢地面对自己孩子的"试管"来历，以自己的亲身经历和获得"试管"孩子的艰难历程来让周围的人们在更大程度上理解、接受和关心孩子的健康成长，让自己周围的那些对试管婴儿还没有从感情上完全接受的人真正认识到什么是试管婴儿。

试管婴儿父母同时还要肩负着教育孩子的任务。在试管婴儿逐渐开始懂事的过程中，"半大"的孩子会对这类问题十分好奇和敏感，判断能力刚刚出现，但十分不成熟，也缺乏很多的相关知识，因此要预先给他们讲解相关知识，让他们明白自己的"艰难"来历，对现代科学技术带给自己的生命而感恩戴德，是科技进步的"活生生的"例证，并对自己父母所付出的巨大努力加倍回报，而不是因为自己的"实验室"的来历而羞愧和痛苦，更不是想象成的是为了满足人们的好奇心而创造出来的怪物，完全不必为此而产生强烈的自卑情绪。

随着试管婴儿技术的普及和发展，试管婴儿的数量将急剧增加，而新的技术不断出现，将陆续出生各种各样"来源"的试管婴儿，如供卵、供胚胎、借腹生子（代孕）试管婴儿等，甚至有一天还将出生"克隆"人，因此也会出现大量的伦理、道德、法律和社会问题，是应该引起全社会关注的。尽管目前还没有完善的系列保护试管婴儿合法地位的法律法规，但是我们呼吁人们能够保持客观、公正、科学的态度，接纳试管婴儿，避免任何商业炒作，还试管婴儿一片净土。